ナンバ式！元気生活

疲れをしらない生活術

矢野龍彦
長谷川智

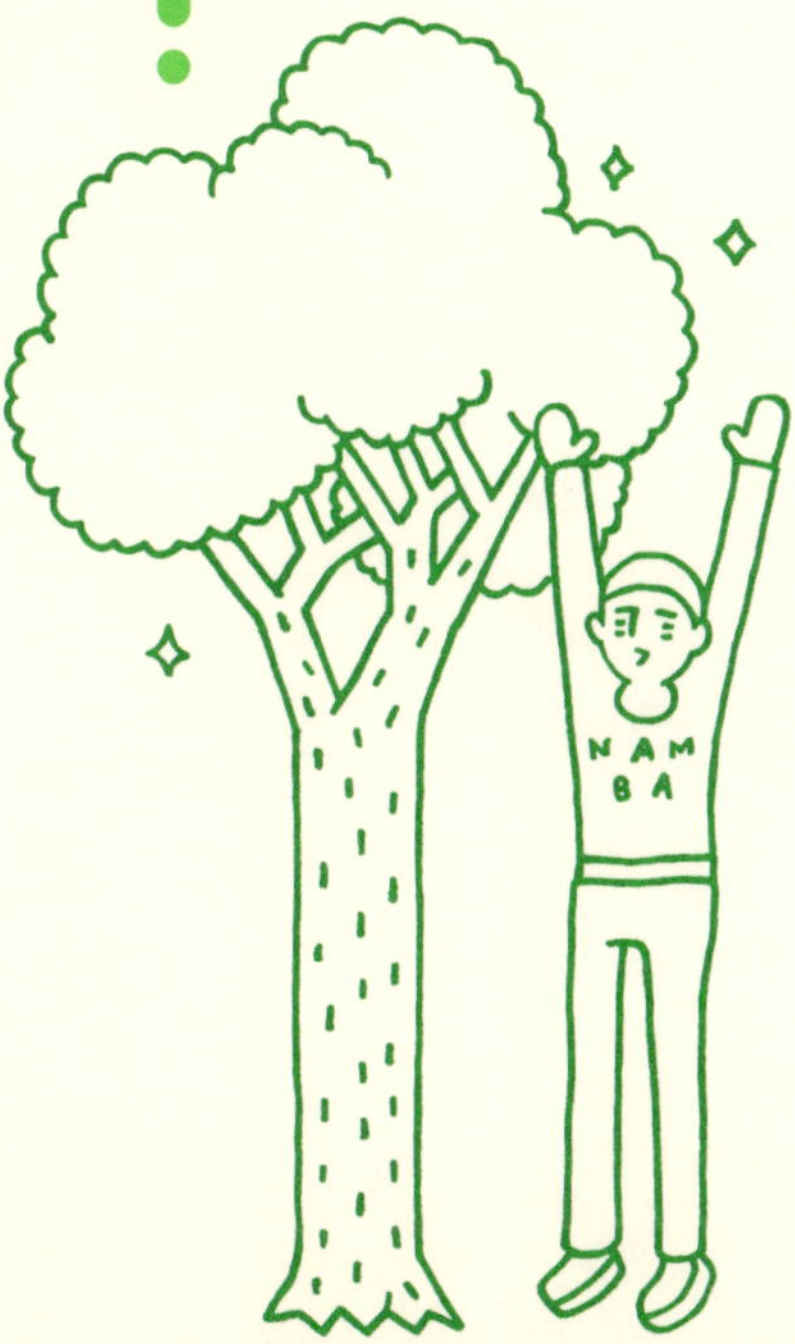

はじめに

「この睡眠時間で大丈夫か?」

三〇歳のM子さん(仮称)の「お元気カード」(次頁)を見せてもらったときの第一声がこれでした。ご覧いただけばわかりますが、彼女の睡眠時間は一日、四~五時間、少ない日には三、四時間しか睡眠時間をとれていません。

これでは、毎日、「元気いっぱい」「絶好調」とは言いきれないのではないでしょうか。少し不安になったので、こんな会話を彼女と交わしました。

M子「たしかに、絶好調かと言われると、朝、もそもそとします。それで、朝、庭で掃除をすると、だんだん元気になってきます。あとは、『気持ち』で元気にしていますね」

「そうですか。けど、日中、疲れないですか?」

M子「もちろん疲れます。そのときは、回復するため、新鮮な空気を吸いに外に出ます」

15 THU

- 1:00 睡眠
- 4:00 起床
- 朝ごはん
  - ・パン
  - ・コーヒー
- 7:00 そうじ、洗濯
- 庭の手入れ
- 9:00 友人と海へ
- 12:00 お昼ごはん
  - ・もやしサラダ
  - ・つけめん
  - ・ぎょうざ
- 14:00 海辺でお昼ね
- 18:00 帰宅
- 19:00 夜ごはん
  - ・ごはん
  - ・おつけもの
  - ・おみそ汁
  - ・ハンバーグ
  - ・サラダ
- 22:00 後片づけ
- 23:00 おふろ
- 24:00 就寝

16 FRI

- 1:00 睡眠
- 8:00 起床
- 朝ごはん
- 9:00 庭いじり
- そうじ
- 10:00 通勤
- 12:00 仕事（外まわり）
- 15:00 お昼ごはん
  - ・おいなりさん
  - ・おすいもの
- 20:00 帰宅
- 21:00 夜ごはん
  - ・おうどん
  - ・サラダ
  - ・そら豆
  - ・いわし
- 23:00 後片づけ
- 24:00 おふろ

17 SAT

- 1:00 就寝
- 2:00 睡眠
- 5:00 起床
- 6:00 朝ごはん
  - ・ごはん
  - ・納豆
  - ・あじ
  - ・おみそ汁
- 9:00 庭そうじ
- 家のそうじ
- 洗濯
- 12:00 お昼ごはん
  - ・おいなりさん
  - ・おみそ汁
  - ・しょうが焼
- 15:00 お昼寝
- 16:00 外出
- 18:00 帰宅
- 菜園のしこみ
- 20:00 夜ごはん
  - ・おいなりさん
  - ・サラダ
  - ・肉じゃが
- 22:00 後かたづけ
- 23:00 おふろ
- 24:00 就寝

18 SUN

- 1:00 睡眠
- 6:00 起床
- 7:00 朝ごはん
  - ・パン
  - ・サラダ
  - ・オレンジ
- 9:00 庭そうじ
- 家のそうじ
- 洗濯
- 12:00 お昼ごはん
  - ・五目ごはん
  - ・ほうれん草のおひたし
  - ・しゃけ
  - ・おみそ汁
- 15:00 外を散歩
- 19:00 帰宅
- 20:00 お夕はん
  - ・五目ごはん
  - ・ナスとピーマンのおひたし
  - ・温野菜
  - ・からあげ
- 23:00 後片づけ
- おふろ
- 24:00 就寝

お元気カード
Ogenki
Card

MONTH: 5

YEAR: 2008

NAME: M子

AGE: 30

	12 MON	13 TUE	14 WED
1:00			
2:00	睡眠	睡眠	睡眠
3:00			
4:00			
5:00			起床
6:00	起床 朝ごはん	起床 朝ごはん	朝ごはん （おみそ汁 おにぎり
7:00	（野菜ジュース パン	（サラダ ヨーグルト	
8:00	通勤	そうじ、洗濯	通勤
9:00	出社（内勤）	通勤	出社（内勤）
10:00		仕事（外まわり）	
11:00			
12:00	お昼ごはん オムライス弁当	お昼ごはん （サンドイッチ バナナジュース	お昼ごはん （ごはん ナスのはさみあげ おつけもの
13:00		おやつ どら焼	
14:00			
15:00		仕事（外まわり）	
16:00			帰宅
17:00			そうじ 15分ねむる
18:00			
19:00		帰宅	夜ごはん
20:00	帰宅	夜ごはん	なすのひき肉はさみあげ
21:00	夜ごはん （パスタ サラダ 青りんご	（ごはん お魚 おみそ汁	・おみそ汁 ・サラダ ・おとうふ
22:00			
23:00	おふろ	後片づけ	後片づけ
24:00	就寝	おふろ 就寝	おふろ 就寝

「それは、素晴らしい。ほかに心がけていることはありますか?」

M子「そうですね。心がけているわけではないですが、疲れたときは、野菜がほしくなります。私の場合、野菜の色からして好きなんです。それで、疲れたときは、自然と野菜を食べます」

「なるほど。日中、意識的に、目をつむることはしませんか?」

M子「意識的かはわかりませんが、目を閉じます。目が乾燥したときは、一分くらい目を閉じます。もちろん、目を閉じても大丈夫な状況のときですが(笑)」

このM子さんは、典型的な「がんばり屋」さんで、すべてに全力で取り組まないと気がすまないタイプの人です。その結果、家事、仕事、友だちづきあい、どれも手を抜くことなくがんばるために、睡眠時間が必然的に少なくなっているのでしょう。ナンバ的にいえば、こういうタイプの人は要注意です。

というのも、「がんばる」というのは、ナンバでは必ずしも肯定的にとらえておらず、むしろ「がんばらない」ことをすすめています。

ところが、このM子さんの場合は、心配無用でした。彼女は、身体の感覚がいいため、まさに本書で唱えている「元気生活」を見事に無意識のうちにやっています。身体が、いま何を欲しているか、を敏感に察知して、その声に基づいて、行動に移しているのです。

たとえば、**「野菜を食べる」「日中に目を閉じる時間をつくる」「自然に触れる」**……こうしたことは、実は現代の生活では案外忘れられがちですが、M子さんはしっかり行っていました。

ですが、実際には、仕事をしている方、OLの方、子育てに追われている主婦の方など、日々、元気が出なくて悩んでいる人は多いのではないでしょうか。

元気が出ない。

これは、現代的な大きな問題だと思っています。

本書では、ナンバの考え方をもとに、ちょっとした工夫で元気な生活を送っていただくためのヒントを数多く示していきます。

また、各章末には、「お元気体操」をいれました。どこでも誰でも簡単にできるので、ぜひ試してください。

「お元気カード」の利用の仕方

・まず一週間の自分の行動を正直に記入する
・睡眠時間が自分にとって適正であるかどうか
・飲食の時間帯と内容が適正であるかどうか
・勉強や仕事への集中度はどうか
・無駄に過ごしている時間はないか
・平日と休日の生活の変化が大きすぎないか
・生活のなかで改善できるところはどこか

ナンバ式は、自分で自分をコーチするということが基本です。この「お元気カード」（七八、七九頁）を利用すれば、自分が自分のコーチとなって生活を見直し、軌道《きどう》修正することができ、自分の元気を引きあげることができるようになるでしょう。

自分で分析できない場合は、心身技術研究所に連絡してください。私がアドバイスします。

矢野龍彦

目次

ナンバ式！
元気生活

第３章　元気の出る人間関係

第４章　「時間とリズム」の元気術

第5章　「自然の力」で元気になる

第6章　「排出する」という元気術

第７章

私の元気術

装丁・本文レイアウト　寄藤文平　篠塚基伸

本文イラスト　萩原宏美

第1章

「健康」よりも「元気」が大事！

ナンバは、感性だ！

ナンバは、自分自身の感性を磨《みが》いて、感性に従うようにする。安全値や平均値など数値を基準にするのではなく、自分自身の身体と心の感性に従うようにする。

1 「健康」は禁句！

「健康」よりも「元気」になろう

世の中には、「健康」という言葉が氾濫《はんらん》しています。

健康法・健康食品・健康機器……、「健康」という言葉が目からも耳からも容赦《ようしゃ》なく流れこんできます。たしかに「健康」は大事なことですが、そこまで「健康」と叫ばれると、かえって反発したくもなります。

そもそも、人はみずから「健康」を求めるものでしょうか。

私にはどうしても、そうは思えません。むしろ、社会のほうから「健康、健康」と煽《あお》られるために、自分は意識していなかったのに「健康」を意識するようになっているのではないでしょうか。

こういうふうに考えると、「健康」という言葉に、多分に押しつけ的なものを感じてしまいます。生きていて、意識しなければならないことと意識しなくてもいいことがあるとすれば、実は、「健康」ということは、意識しないでもいいことかもしれません。

あなたは、どう考えるでしょう。

健康診断の数値は絶対ではない！

毎年行う「行事」のようなものに、健康診断というものがあります。

そこで、自分の身体を調べるわけですが、私たちは、その結果の数値に一喜一憂《いっきいちゆう》しがちです。

ですが、**理屈で愛が語れないのと同様に**、**数値で健康が測れるのか**と疑問を呈《てい》したくなります。自分の身体の状態を自覚できずに、数値だけに頼っている。そして、その数値が安全域という範囲にあるかどうかで、安心したり不安になったりする。私はそんな行為を滑稽《こっけい》にすら感じますが、そう思うのは失礼なことでしょうか。

たとえば、血圧を測定したとします。はたして、その数値が測定誤差もなく正しいものであるか、そして安全域というものがすべての人に当てはまるのか、疑問が残ります。血圧を測定するというだけで、緊張して血圧が高くなる人もいるでしょう。また、血圧は一日のなかでも常に変動しているものです。そういう血圧を測定して、そのときの数値だけで血圧に関して言い切っていいものかどうか……。

データや数値だけでは、個人差というものが見落とされてしまいます。また、平均値だけで見れば、ものの本質が見えなくなります。

データや数値のマジックに、翻弄《ほんろう》されてはいけません。自分の感性よりも数値に頼るということは、ナンバとは対極の考え方なのですから。

自分の感性を磨き、自分を信じるようにしませんか。

もちろん、健康診断が病気の早期発見という大事な意味をもっていることは十分に理解しています。しかし、その一方で、何か重箱《じゅうばこ》の隅《すみ》をつついて病気を見つけだそうとしているようにも見えてしかたがありません。健康診断の裏には、いつも、病気という不安がつきまといます。健康診断といいながら、健康度を測るのではなく病気探しの感は否《いな》めません。

あなたは、健康診断にどのように臨んでいますか。

「健康○○」にご用心！

健康診断に加えて、私が疑問に感じる「健康」は、健康運動や健康食品、健康機器といった健康グッズ・健康商品です。これらは、不安を煽ることで売ってやろう、広めてやろうとしているようにも思えます。

健康○○は、それ自体は、もともとそんなに悪いものではありません。しかし、売り方・広め方が、人間心理の不安を煽るという点で、いただけません。人間の弱みにつけ入って、押しつけているように見えるからです。背中に「健康」という抜き身のナイフを押しつけられているような、何ともいえない居心地の悪さがあります。もちろん良心的に活動しているところもあるにはありますが。

また、健康法というものも氾濫しています。

こうしたものは、「健康のために〜するべきだ」といって義務的になったり、「健康のために〜してはいけない」といって否定的になったりしやすいものです。

そもそも健康法というものも、すべての人に当てはまるものではありません。まず、自分で試してみて、自分にあったものだけを取りいれるようにすればいいのです。

「～するべきだ」「～してはいけない」というのは、心にとってかなり強い縛《しば》りとなって相当なストレスになりますから、注意しなければいけません。それが証拠に、健康を意識すると、食べること運動することから途端に楽しさが奪われてしまいます。

ストレスの一番の害は、楽しさを奪い去ってしまうことです。楽しめないということは、要注意です。健康を意識するというストレスが、結果として健康を害しているのも皮肉な話です。

そもそも「健康を求める」ということが間違っているのかもしれません。「健康」というものは求めるものではなく、結果的にそうなるというもの。こういう生活をしていたから、結果的に健康になったというものです。生活の仕方が反映されたものが、健康ということの尺度だろうと思います。

あなたも、「健康」に振りまわされていないか、ふりかえってみましょう。

「健康」を禁句に！

我々は、挨拶で「元気かい」と言います。

決して「健康かい」とは声をかけません。

「元気です」と答えれば爽《さわ》やかですが、「健康です」と答えると虚勢《きょせい》を感じます。元気という言葉の裏には、陰湿《いんしつ》なものは何もありません。

つまり、健康ではなく、元気を目指していけばいい。そして、元気というものはもともと各自がもっているもので、それをどうやって引きだしてくるかということです。そのために自分流のナンバ式元気術をつくりあげればいいのです。

かくいう私の健康法は、「健康」を意識しないで生活することです。

といっても、無茶苦茶な生活をしているわけではありません。「健康」という不安を感じないで、自分の声に従うということです。それは、自分自身の身体の声を聴き、心の声を聴き、魂の声を聴いて、できるだけそれに従うということです。

そうするのが楽しいし、元気になってくる。これがナンバ的、ということです。

つまり、「健康」という言葉にとらわれないで生きていくことです。

そのためには、どうすればいいのでしょうか。

まず初めに、**「健康」という言葉をすべて「元気」に置き換えてみる**ことを提案します。何も不都合は起こらないはずですから。

というのも、健康という言葉には、爽快感がなく暗いイメージがつきまといますが、逆に、元気には、爽やかさと明るさがあるからです。

ですから、私の健康法（ではなく「元気術」ですね）は、私一人に当てはまるわけで、万人に共通というものではありません。それは、人それぞれに体質というものがあり、同時に心、質があるからです。一人ひとりに合ったという、個別性を大事にしていきたいものです。これがナンバ式なのです。

つまり、あなたにはあなたの、独自の元気術があるはずです。元気術といっていますが、元気生活・元気な生き方といってもいいものです。

ナンバ式に考える場合は、個人差がもとになるので、まず自分自身を知るということが大切です。自分自身を知るとは、自分の身体の成り立ちや動きである体質、心の感じ方や動き方である心質を把握しておくということです。そして、どうすれば身体が元気になるか、どうすれば心が元気になるかということを探していく楽しい作業になります。それが、自分の生き方になっていくでしょう。

あなたも、自分なりの元気術探しをしませんか。

2 元気生活の心得

次に、ここではいくつかの角度から、元気生活を支える基本的な考え方を述べます。「惚《ほ》れる」から始まる元気術や、逆に、元気の対極にとらえられがちな「老いる」「病になる」といったことの本当の意味も、考えることにしましょう。

惚れる！

映画『グラン・ブルー』のモデルにもなったジャック・マイヨールを知っていますか。マイヨールは、市民戦争が続いていた上海で一九二七年にフランス人として生まれました。

そして、小さいときから海と親しみ、一〇歳ですでに素潜《すもぐ》り（閉息潜水）を完全にマスターしていました。

そのマイヨールが、一九八三年十月十九日に、五十六歳と六カ月余りという年齢で、素潜りの世界新記録となる一〇五メートルという記録を打ちたてます。水面から海底に向かって一〇五メートル潜り、再び水面に戻ってくるまでになんと三分一五秒かかっています。水深一〇五メートルの水圧と寒さ、三分以上にわたって酸素が供給されない状態を、それも五六歳という年齢で。医学的・生理学的に見れば、不可能ということです。言いかえると、そんな状態では、ふつう、人は「死ぬ」ということです。

科学的には不可能でも、現実の人間はなお生きている。生命の不思議さを感じます。

想像するだけでなく簡単に試してみようと思ったなら、洗面器にでも水を張って顔をつけるか、風呂に入ったときに潜ってみましょう。どのくらい水中に顔をつけていられますか。すぐ答えは見つけられるでしょう。それに、水深一〇五メートルという水圧が加わることもお忘れなく。注意しておきますが、無理は禁物ですよ。

マイヨールの潜っているときの心拍数は毎分二〇回にまで落ちていたといいます。人間の安静時の心拍数が毎分六〇～七〇回ということから考えると、毎分二〇回は異常な数です。

そして、そのとき血液は、全身ではなく生命を維持するために重要な脳と心臓に集中して集まっていたといいます。

このことも人体の驚異であるといえます。

マイヨールは、素潜りを科学的研究としてとらえていた面もあるので、医師たちとチームを組んで、心拍数、血圧などの測定を行い、貴重な資料を残しています。

マイヨールも、素潜り一〇五メートルの記録を打ち立てる前は、五〇メートル、六〇メートル、七〇メートル、八〇メートルと潜る深さを伸ばしてトレーニングを行っています。それは身体の面から見たことです。

それよりも、面白いのはマイヨールの考え方です。

マイヨールは若いころ、マイアミ水族館でイルカの飼育係をしていました。そこでマイヨールは、イルカのクラウンにひと目惚れをします。マイヨールはゴーグルとフィンをつけ、クラウンと水中で遊んでいるうちに、ずっと一緒にいたいので自然と潜水時間はどんどん長くなり、やがて視線や身振りでコミュニケーションが取れるようにまでなりました。

実に、**惚れるということには、人間の潜在能力を開花させる力もある**のです。

これは、好きというレベルではなく、「惚れる」という高いレベルで可能になる話です。マイヨールの元気生活は、イルカに「惚れる」ということでなりたっていたともいえるでしょう。

死に様から生き方を考える

次の提案は、死に様から生き方を考えていくという方法です。

いま生き方に悩んでいる人は多いと思います。そういういまの世の中にあって、どう死ぬかを考えて生きている人間は少ないでしょう。ひょっとすると、自分がいつかは死ぬことを受けいれられず、ずっと生き続けるという思い違いをしている人もいるかもしれません。

または、死ぬ直前までピンピンして元気に生きて、コロッと死ぬという「ピンピンコロリ」などと軽薄に自分にだけ都合のいいことを言う人もいます。これは、いかにもインスタントな感覚です。

全く死を考えないことも問題ですが、自分にだけ都合よく死を考えるのも問題です。「ピンピンコロリ」は、生も死も軽く考えすぎた愚かさで、人前で口にすることは恥ずかしくてできません。

死は、誰にでも平等に訪れるものです。

人間は、生・老・病・死とたどって生を全うすることを考えれば、「ピンピンコロリ」などと軽いことはとても言えないはずです。

苦しい死に様を後世に見せる

私は、いまは元気です。

突然死ぬことでもなければ、これから歳《とし》を重ね、老いて、病気になるかもしれません。そのとき、自分が苦しみもがいている姿を、後に続く人たちに見せなければならないと思います。それくらいは、先に生まれてきた者の使命だろうと思っています。老いていくにしろ病気になるにしろ、それが自分の人生のたどる道であるなら、なにも恥ずかしいことではありません。

いまは元気であるが、いつか衰える。

そういう姿を隠す必要はありません。自分の仲間や教え子を呼び集めて、情けない姿を見てもらうつもりです。それで彼らの元気が削《そ》がれるとは思えないし、生きていくことの重さを知り、より真剣に生きるきっかけとなると思います。それが先を歩く者のせめてもの使命で、後に続く者への見せるべき姿であると思います。あのときはあんなに元気だったのにという人でも、いつかは衰えていくことは仕方のないことです。それは隠してはいけないし、情けないことでもありません。

命は絶える、だから、いまやる

いつか命は絶えるのだということから、いまをどう生きるかを考えるのも元気生活の一つの方法です。

時間やエネルギーを無駄にしている場合ではありません。死は、すべての人に平等に訪れます。いつかは必ず死ぬ、それがわかると、いまやらなければならないことも見えてきます。**いまやらなければならないことは、自分がなれる最高の自分になるために精一杯生きることです。**それは決して他人とくらべたりすることではありません。まして、名誉や金銭を求めることでもありません。

誰もが世界一を目指せということではなく、自分のもっている能力を最大限に発揮するということです。いま自分が取り組んでいることに、簡単に限界を設けたり妥協したりしないということです。悪魔の囁《ささや》きに耳を貸すかどうかは、自分自身が一番よくわかっていることでしょう。

それは、いまの自分に満足するのではなく、いつも向上心をもって自分の全力を発揮するということでもあります。自分のもっている能力を総動員して、余すところなく潜在能力を開花させようとすること。

くらべるとするなら、昨日の自分と今日の自分です。

昨日より少しでも成長しているかが大事なことなのです。また、今日の自分よりも、少しでも明日の自分は成長するぞということです。そのためには、いま元気でなければならない。

歳をとっても青春を

老いるということを考えると、元気がなくなりそうに思う人もいるかもしれません。しかし、それは発想を変えなければならない。

たとえば俳優のショーン・コネリー。若いころの「007」のジェームズ・ボンド役のときもかっこよかったが、まだ青臭いリキミや嫌らしさも漂っていたともいえるでしょう。そうとらえれば、歳を重ねたいまのほうが、数倍かっこいいとはいえないでしょうか。クリント・イーストウッドしかりです。スティーブ・マックイーンにはもう少し生きていてほしかったですね。若くてかっこいいままのイメージが残っていますが、歳をとるかっこよさも見せてほしかったなと思うからです。

いずれにせよ、若さをあまりに重視しすぎるのはよくありません。

「アンチエイジング」だの「若返り」だのと昨今もてはやされていますが、そのほとんどが身体か見せかけのことです。そういうことに、何の意味があるのか。私はそう思います。

そんなことに熱をあげている人には、サミュエル・ウルマンの「青春とは人生のある期間をいうのではなく」で始まる『青春の詩』でも読んでみることをお勧めします。ウルマンは、青春というのは心の様相、心の持ち方だと謳《うた》いあげています。ですから、顔の皺《しわ》が増えたり、腰が曲がってきても、青春がなくなるわけではありません。

詩のなかに、「人間は歳を重ねただけでは老いない。理想を失ったときに初めて老いがやってくる」という言葉があります。

「人は信念とともに若く、疑惑とともに老いる」
「人は自信とともに若く、恐怖とともに老いる」
「希望ある限り若く、失望とともに老い朽《く》ちる」

このように謳いあげています。この言葉を十分に味わってもらいたいものです。

大事なことは、心の「アンチエイジング」や「若返り」です。それを考えなければいけません。**心がいつも若々しいことを目指しましょう。**

心がイキイキして元気であるかどうかが青春なのです。

歳を重ねることの意義

また、歳を重ねるということは、それだけ学んだことも多いということです。歳を重ねても何も学ばない人は、たんに幼稚なだけで、それはそれで困ったものです。

学校が終わり社会に出てから、本当の学びが始まります。そして、死ぬまで学び続けなければなりません。老化はただの衰弱ではなく、自分の成長として受けとめるようにしたほうがいいのです。

人生に意義を見出していれば、後戻りしたいなどとは思わないはずです。先に進みたいとだけしか考えません。この先、自分の人生はどうなるのだろうという冒険心のようなものが、自分を前に進ませてくれます。人生に不満をもっている人は、あのころはよかったとか、あのころに戻りたいと、いつもウジウジと過去をふりかえっています。そうではなく、前を見ることを忘れてはなりません。

私なども、二十歳のころの自分に返りたいかと聞かれれば、それは真っ平です。二十歳のころの軽薄でみっともない自分を想像するだけで、顔が赤くなりそうです。自分の若いころの未熟さに耐えきれないいまの自分がいます。

しかし、自分自身のなかには確実に、十五歳のとき、二十歳のとき、四十歳のときの自分がいます。そんな自分を全部受けいれて、いまの自分があります。あのころの未熟な自分があったからこそ、いまの自分があると思うようにしています。

未熟ということは、なにも恥ずかしいことではありません。**自分の未熟さを認めて、そこからスタートして成長すればいい**だけのことです。

歳をとるまいといつも闘っていては、大事なものを見落としてしまいます。結果的に、不平不満だらけの人生になってしまうのです。

「病気」は「生活を改めなさい」という警告

「病気」も、「元気生活」を心がけると、まるで違うものに見えてきます。

人間は、四百四病の素をもって生まれてくると言われています。つまり、四百四もの病気の可能性をもって生まれてくるのです。これは脅《おど》しではありません。病気の可能性はもってはいるが、発病させるかどうかは生活の仕方しだいです。生活の仕方によっては、全く発病しないこともあります。

チベット医学では、発病の原因は「我」への執着だといいます。この我執《がしゅう》というのは、無知・怒り・貪欲《どんよく》です。西洋的な考え方では自我を大事にしますが、東洋では無我を大事にします。言い換えると、西洋の思想は執着であり、東洋の思想は開放です。

日本では、ストレスが発病の引き金のように言っていますが、ストレスとはいかにも曖昧《あいまい》な大きな括《くく》りです。漠然としすぎて、わかった気になっているだけです。

チベット医学では、自分自身の体質や心質を知らない無知、さまざまなことに向けられる怒り、足るを知らない貪欲が病気を引き起こすと考えられています。**足るを知るとは、不平**

不満を言う前に、まず受けいれるということ。つまり、生活の仕方というものには、心の働きが大きく関係しているということです。心の作用により発病すると考えているので、その心をコントロールすることが大事になってきます。

もし発病した場合でも、これは病気からの警告で「生活の仕方を改めなさい」と受けとめるようにします。ナンバ式では、身体の痛みは、身体からの「動きを変えなさい」という警告と受けとることと同じことで、病気は「生活を変えなさい」という警告だと受けとめます。大事なのは、病気に対して、過剰に不安をもったり恐れたりしないことです。

そして、**病気からの警告を受けとめ、生活をあらためて、病気と闘うのではなく、どう折り合いをつけていくか**というふうに対応します。このときの、心の動かし方も非常に大事になってきます。病気自体を、悪者だと決めつけないことです。そして、病気になっても元気を失わないように工夫し、自分自身で治ろうとすることです。

また、身近に糖尿病の家系とか高血圧の家系とか言う人がいますが、たとえそういう遺伝子をもっていても、生活の仕方を変えれば発病しないことはいくらでもあります。生活の仕方を変えるというのは、食べ物を変えたり味つけを変えたりすることから始まって、いろいろ工夫できるはずです。言い換えると、自分の体質を変えるようにすればいい。こういう家系だから仕方がないとあきらめ、同じような生活を続けることはよくありません。
たとえ病気であっても、元気な人はいくらでもいることを忘れないように。

身体障害者であっても元気！

私が三段跳びを指導している白井《しらい》崇陽《たかあき》は、本職はバイオリニストです。彼は、全盲《ぜんもう》でもあり、白杖をついて、身体障害者手帳をいつももっています。日常生活は、健常者とは違い、かなり大変だろうと想像させられます。そのなかでも、バイオリンで生きていきながら、三段跳びにも取り組んでいます。

その三段跳びで出場するのは、身体障害者陸上競技大会です。目標はパラリンピック大会に出場して世界の強豪たちと闘うことです。二〇〇七年にブラジルでの視覚障害者世界選手権大会で、白井は三段跳びで五位という成績を残しています。世界レベルで五位だから、立派なものです。

陸上競技は、身体障害者の部がありますが、バイオリンは健常者と全く同じ土俵の上での演奏です。そして、バイオリンでもＣＤを出して活躍しています。その大変さは、想像に余ります。

私が白井と接しているかぎりでは、目が不自由であることはたしかですが、いつも元気です。時々風邪をひくと、三〜四日は高熱を出して寝こむこともあります。それは、全盲ということで、健常者よりも余計にエネルギーを使っているので、少し免疫力が低いからではないでしょうか。

でも、少々失敗しても前向きであり、簡単にめげません。だから、二人で練習をしていても試合に行っても、私は楽しい。健康とは言えないかもしれませんが、元気であるということは大事なことです。白井には白井なりの元気術があるのだろうと思います。

同じように、かなりの高齢者や病気をもっている人でも、元気な人はいくらでもいます。自分を元気にする術《すべ》を、それぞれが身につけているのだと思います。

みなさんも、**自分自身の知恵を磨いていくこと**で、ナンバ式元気術を高めていきましょう。

◎「お元気体操」をやる前に

・全身に注意を向けて
・気持ちよく行う
・痛みをがまんして行わない
・息ぎれしないように
・フンバリを消して
・自分が快適と感じられるテンポで
・軽々とできるように手・腕・足・脚・骨盤・胸郭《きょうかく》を連携《れんけい》しよう
・「特定の筋肉へ負荷《ふか》をかける」という意識をしない。どこにも負担がかからないように
・全身がうまく連動すると楽しく軽快な気分になります
・腕と脚の曲げ伸ばしの角度やタイミングも「気持ちよい」「軽快」の感覚を基準にさまざまに工夫してください
・もの足りなくなってきたら動作の時間やテンポやスピードを増してみよう
・運動後、筋肉痛が起きたら、「その部分に負担をかけすぎていますよ」という身体からのメッセージです。次に行うときには、その部分にかかる負担をなるべく減らすように他の部分の動きを工夫しよう
・慣れるにしたがって骨盤や胸郭などの体幹《たいかん》部分の動きも工夫できるようになります

お元気体操 Ogenki Taisou	ポカポカ駆け足 POKAPOKA Kakeashi

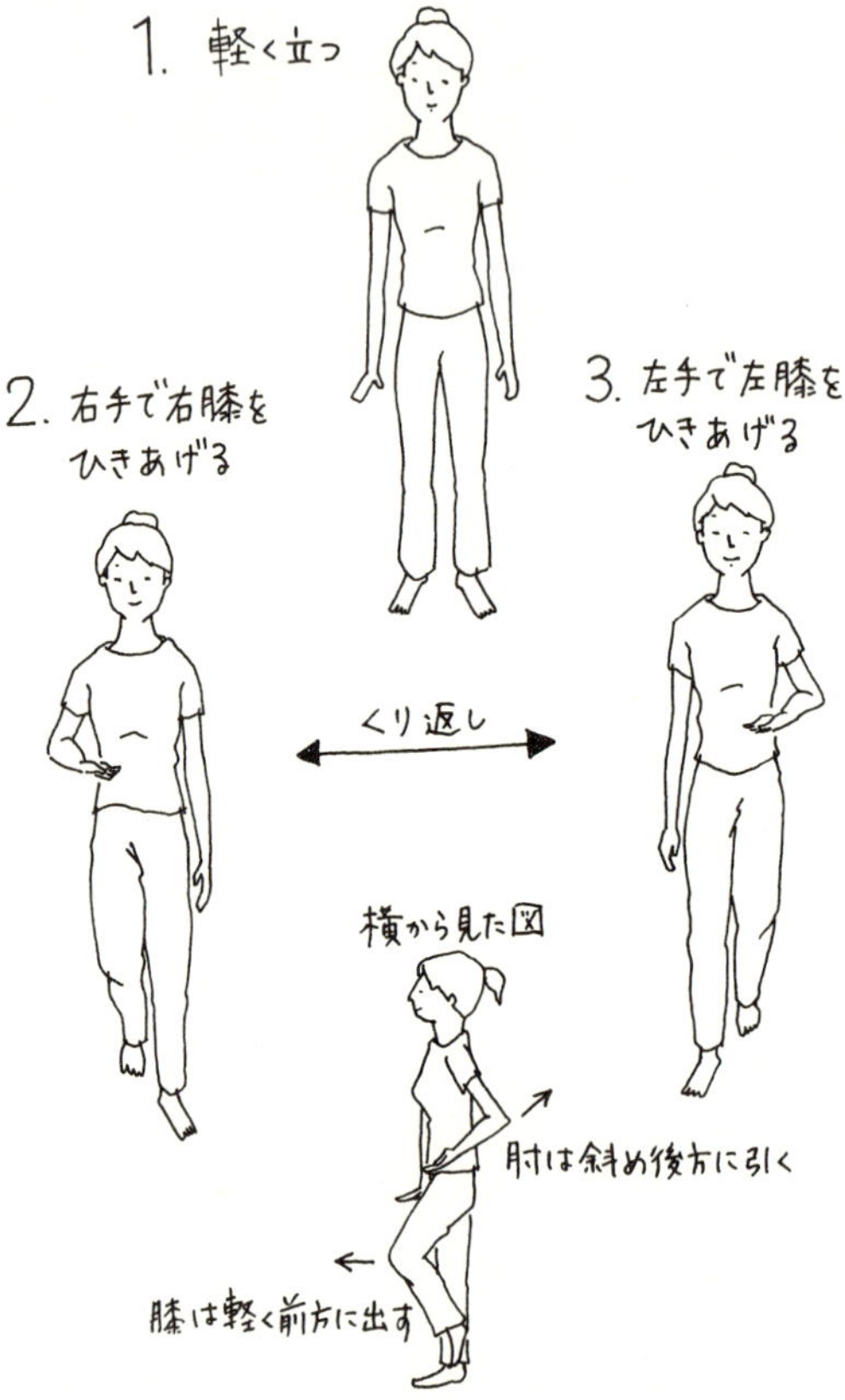

1. 軽く立つ
2. 右手で右膝を
ひきあげる
3. 左手で左膝を
ひきあげる
くり返し
横から見た図
肘は斜め後方に引く
膝は軽く前方に出す

効果 Effect

全身の血行がよくなり、
すみずみまで温まります

動きのコツ Point

肘《ひじ》が斜め上方に上がるときに
同側の膝が前に出る
左右の体重移動を少なくする

第2章

ナンバ式ダイエット

ナンバは、自由だ！
ナンバは、常識とか学説や論にとらわれない。
自分で実際に試して、自分にあっているいい
ものだけを取りいれて組み立てる。

1 間違いだらけのダイエット

ダイエット＝痩せる、ではありません

本屋さんで雑誌を見ても、テレビ番組を見ても、ダイエットという文字を見ない日はないくらいにダイエットという言葉が氾濫しています。

ところが、日本では現在、ダイエットという言葉は「痩《や》せる」という意味でしか使われていません。ダイエット＝痩せるで、誰も何の疑問も感じていません。そのことがかえって恐ろしく思えます。

いろんなダイエット法が紹介されていますが、どんどん新しい方法が紹介されるというこ

とは、どれも成果を上げていないという証拠ではないでしょうか。

その理由はいろいろ考えられますが、運動だったり食事だったり、生活のなかのごく一部分だけを取りだして、成果を出そうとしていることが原因のひとつです。「これだけ」で解決できるなら簡単です。しかし、そうはいかないのが現実です。

それで、いつまでもダイエットがブームとして続いています。しかし、ブームというのは、さっと広まり、あっという間に消えていくものです。

そもそも、痩せたいと思う男女が、非常に多く存在していることにも驚きます。

ダイエットは「生活の仕方」

ダイエットという言葉の語源をたどってみると、ギリシャ哲学におけるダイエットは「生活の仕方」という意味で、体育や医学で頻繁《ひんぱん》に使われていた言葉でした。

ギリシャ時代には、体育と医学は同列に扱われ、体育は健康を増進するために、医学は健康を回復するために、同じような重要さで位置づけられていました。そして、健康を増進することと回復することは、厳密に役割分担がされていました。いまの日本のように体育を軽視し、医学を重視するようなことはなかったのです。

もうひとつ疑問に思うのは、現代のように医者が健康増進を声高らかに語ることです。医者は、予防医学までは取り組まなければいけませんが、健康法は専門外であるはずです。予防医学とは、病気にならないためにという病気対策であり、健康を増進するものではありません。だから、医者は、健康回復だけに専念し、体育学者は、もっと健康増進のために張りきらなければならない。そして、医者と体育学者がもっと協力体制を築いていかないといけません。

ここで、以上の文章中の「健康」を「元気」と置きかえてみましょう。おそらく、何ら違和感はないはずです。

本書では「健康より元気を」といっています。その意味で解釈すると、より元気になるために、より活動的になるために、ちょっと狂っている生活サイクルや生活習慣、ものの見方や考え方、とらえ方を修正する、そして元気のレベルを上げることが大切です。

生活の仕方であるから、運動だけとか食事だけとかの偏った考え方はよくありません。生活全体のバランスをとることが肝要です。

そのなかには、身体についた余分な脂肪を取り除くことも含まれてはいます。しかし、ただたんに痩せるということではありません。**自分がより元気になるように、生活のバランスをとる**ということです。ダイエットをただ痩せるだけだと解釈していた人は、もう一度考え直してもらいたいものです。

だからといって、痩せなくてもいいと言っているわけではありません。肥りすぎて動くのが億劫《おっくう》なら元気が出ないので、それは元気が出るレベルまで痩せなければならない。また、肥りすぎて心の働きまでおかしくなっているようなら、痩せる必要があります。しかし、いま元気いっぱいで活動できているなら、なにも痩せる必要はないでしょう。他の課題があるはずです。

逆に、痩せすぎていて元気が出ないのなら、元気が出るレベルまで肥る必要があります。要は、元気いっぱいに生活できているかどうかが基準となります。そうは言っても痩せたい人は、世の中に大勢いますが。

あなたは、どうですか。

なぜ痩せにくいか

人類の歴史を見てみると、ほとんどが飢餓《きが》の歴史です。言いかえると、食料をどう確保するかということが、生き延びるための課題でした。現在の飽食《ほうしょく》の時代というのは、歴史上から見るとほんの瞬《また》きをするくらい短いものです。飢餓との闘いが、人類をつくりあげたといってもいいくらいです。

狩猟採集でどうやって食料となるものを確保するか。

また、少ない食料でどう生き延びるか。

そういう飢えへの恐怖から、食べたものをできるだけエネルギーとして体内に蓄えようとして脂肪細胞ができてきたのです。脂肪細胞は、飢餓細胞と言いかえてもいいでしょう。

現代に生きる私たちにも、脂肪細胞は当然残っています。人間の食べたいだけ食べるわがままで、余ったエネルギーは要らないといっても、脂肪細胞はせっせと脂肪として蓄えます。

まず、そういう仕組みをもった生き物が自分だと自覚することから始めることです。そして、そんな自分を持て余すのではなく、コントロールすることを考えるようにします。

人間は生命の危機を感じると、身体は脂肪を蓄えるようにできているのです。同じように、生命の危機とまではいかなくても、**ストレスを感じると身体は脂肪をためようとします。**

余分な脂肪をためないためには、ストレスの対処法も考えなければならないのです。

「ナンバ式骨体操で痩せた」

ここでは、通常言われるダイエットとは違うのに、ナンバ式骨体操（本章末参照）で痩せたという報告を紹介します。ナンバ式骨体操とは、身体と対話を行いながら身体のバランスを整えていく体操です。バンバン脂肪を燃焼させるような激しい運動ではありません。

なのに、ナンバの講習会に参加した受講者のうちの何人かから、後日、ナンバ式骨体操をやっていたら痩せてきたという声を聞きます。

ナンバ式骨体操の指標となるのが、気持ちのいいほうに動かす、ということです。痛みを感じたり違和感のあるほうには動かさないし、痛気持ちいいほうにも動かさない。だから、ストレスを感じません。それが、ダイエットにもつながったのでしょう。

痛いというのも、痛気持ちいいというのも、身体にとってはストレスであることには変わりません。

同様に、ねじるというのも、身体にはストレスになります。運動をする場合、できるだけねじらないようにすることも大事なことです。

ねじって痩せるというのは勘違いで、ねじると身体はストレスを感じるので、その部分に脂肪をつけやすくなります。以前にスポーツセンターでインストラクターをしていた人が、現在はナンバのインストラクターになっていて、どんな運動でねじってもウエストの背中側の部分についた脂肪がとれなかったのが、ナンバ式でねじらないように動くようになって嘘のように脂肪がとれたと言っています。

あなたも、試してみてはいかがでしょうか。

ナンバ式骨体操は身体にストレスをかけずに、身体が気持ちいいほうをひたすらに探しながら身体のバランスを整えます。ですから、このナンバ式骨体操を行っている間は、自分の気持ちいいに集中しているので、心も身体もストレスから解放されるわけです。

脂肪のつきにくい身体

また、一日のなかでいつやらなければならないとか、何回やればいいという縛りが一切なく自由なので、一般的な体操にありがちな義務感や強制からも解放されます。

義務感や強制もストレスのもとです。やらなかったときに罪悪感や自己嫌悪を生むことになります。このようなストレスからの解放だけで、身体についている余分な脂肪が落ちるものと考えられます。ただ激しく身体を痛めつければ痩せるというのは、たんなる幻想かもしれません。

「この動作を何回」とか「何分」とかいうノルマのなかで運動することも、ストレスになります。運動を量でとらえたり負荷としてとらえると、それをこなすことで精一杯になり、運動の楽しさを感じられなくなるのです。そうすると、運動を行っても脂肪をつけやすい身体になってしまいます。

ナンバ式で言っている運動は、**身体が気持ちよく感じる運動を、気持ちいいだけやろう**ということです。なんだかいい加減に聞こえるかもしれませんが、動きの気持ちよさを追い求めようということです。

言いかえると、動きの質を追求していくということです。

だから、音楽を聴きながらとか、ながら運動ではだめで、静かに自分の身体の声に耳を澄ましながら運動するほうがいい。動くことのなかに、気持ちよさが含まれていることに気づくことが大事です。

そして、もうひとつ。その気持ちよさにもレベルがあるということをお忘れなく。

ナンバ式では、動くことの気持ちよさのレベルを上げていくことを狙いとしています。そういうナンバ式の動きを行っていれば、身体にとってもストレスになるはずがありません。ですから、**脂肪のつきにくい身体**になるのです。脂肪を落とそうと考えるのではなく、脂肪をつけにくい身体をつくるということです。

心のストレスに要注意

また、心のほうのストレスも大敵です。

自分の欲求が満たされないとき、自分の思い通りにいかないとき、食欲に走った経験は誰でも思い当たるでしょう。

仕事がうまくいかない、恋愛がうまくいかないときの暴飲暴食です。自分の他の欲求が満たされないとき、食欲は簡単に満たせるので、食欲に逃げるというのはよくあることです。しかし、そのときには食べることの楽しさとか満足感はありません。ただガツガツと餌《えさ》を貪《むさぼ》っているようなものです。ストレスがあると、楽しさとか充足感が味わえなくなります。これもストレス診断の、一つの方法です。そして、食べすぎてしまう。あなたは、そういう経験はないでしょうか。

人それぞれで、心のストレスの感じ方は違います。

ある人にとってはストレスと感じられても、違う人にとっては何でもないこともあります。同じことをしても楽しいと感じられるか、楽しくないと感じるか。

要は、物事のとらえ方です。

どういう事態でも、まずは受けいれる。受けいれるということは、その事態を認めるということです。ごまかしたり置きかえたりしないことが大切です。

そして、その事態に対応する。自分でできることと、できないことを整理して、できることは手を尽くすが、できないことは仕方がないとする。このことは簡単そうですが、多くの人は、自分ではどうしようもないことでウジウジと悩み、それがストレスになっています。

心のストレスというのは、身体の機能も低下させます。身体の機能が低下すれば、身体は危機感をもち、脂肪をつけやすくなります。

心と身体というのは密接な関連があり、心の状態は敏感に顔や身体にあらわれます。相手の顔つきや身体つきを見れば、いまの生活状態が良いほうに向かっているか悪いほうに向かっているかくらいはわかります。

また、身体の状態が心にあらわれることもあります。それは、心に元気がないから免疫力が低下して風邪をひくこともあるし、風邪をひいたから心の元気が萎《な》えてくることを見てもわかります。心から身体への影響もあるし、身体から心への影響もあります。

こぶしを硬く握りしめて笑うことはできないし、手のひらの力を抜いて本気で怒ることもできません。逆もまたしかりで、笑いながらこぶしを硬く握りしめることも、本気で怒りながら手のひらの力を抜くこともできないのです。

裏をかえせばこのことは、心をコントロールして身体を調整することもできるし、身体をコントロールして心を調整することもできる証《あかし》です。

心に元気がないとき、心を元気にしたいと思っても、心をコントロールすることは難しい。そんなときは、**頭を上げて遠くの空でも見て笑顔をつくれば元気が湧いてくる**こともあります。また、身体に元気がないとき、心がウキウキするような大好きなことを考えれば、身体も軽くなってきます。

表情や姿勢を見れば、そのときの心の状態がほぼわかります。でしたら、あなたも、それに対する対応策をひとつでも多くもっているほうがいいのではないでしょうか。

「痩せたい」邪心がストレスに

「痩せたい」という気持ちも魔物《まもの》です。

「なぜ痩せたいか」

と自分に問うてみてください。もっといい服が着られる、人から魅力的に見られるなどというのは動機が不純であるし、まさに邪心です。外見を気にしている人は、いつも不安を持っています。人からどう見られるか、人にどう思われるかというのは、自分ではどうしようもないから不安の種になります。ですから、動機に明るさが感じられません。

「人によく思われたい」という邪心はストレスとなり、ますます痩せにくくなります。結局、そういうあなたは、何度も痩せようと挑戦して、いつも失敗しているのではないでしょうか。いい加減に目を覚まさなくてはいけません。

痩せたら世界が変わるというのは、あなたの間違った思いこみです。あなたが痩せても、世界はそんなあなたに気がつかず、何も変わらない。

あなたの中身が変わらないかぎり、世界は変わらない。

「肥っているから〜だ」と言い訳をしているあなたが、肥っているなどということを何も気にもしなくなったとき、初めて世界は変わる。そして、自然にあなたにあった適正体重になってきます。

標準体重などありません

自分にあった体重というのは、あなた一人にしか当てはまらないものです。

標準体重などというものは、この世にはありません。

どんな数式を使おうが、一人ひとり体質も骨格も異なる人間を、一律に標準などというものに当てはめてはいけません。同じ身長の人でも、自分にあった体重がそれぞれ違っても、何の不思議もありません。標準などという言葉で、人とくらべている矛盾に気がつかなければならないし、標準に縛られてもいけません。

それと同じで、体重計にも、乗る必要はないと思います。毎日、体重計に乗らなければ、自分のことがわからないようでは、あまりに無感覚すぎるといっては言いすぎでしょうか。

競馬の騎手の武豊《たけゆたか》は、自分の手首に指を回せば一〇〇グラム単位で体重の増減がわかるといいます。そこまでいかなくても、自分の体重が増えたか減ったかくらいは、日常の動きのなかで感じるようにしなければいけません。そういう感性を育てることのほうが、体重計に頼るよりもはるかに大事です。

体重計の数字に、一喜一憂するのはやめましょう。あなたが一喜一憂する数字は、他人があなたを見ても、その変化が全く感じられない程度のものです。体重が五キログラム以上増減しないと、他人があなたを見ても、何の変化もないように思えます。一キログラムや二キログラムの体重の増減は、体重計の誤差のうちかもしれません。そんなに数字に縛られた生活をしていれば、重苦しくなってしまうし元気がなくなります。

それと、もうひとつ。

あなたのことを他人は、そんなに気にはしていませんから安心するように。

他人から見られていると思っているとすれば、それはたんなる思い上がりでしょう。**自意識過剰というのは、さまざまに自分を縛りつけ、自分を苦しめる**ことになります。

人は、自由が制限されれば、元気をなくします。元気は、開放のなかにあるのです。

芸能人は、顔も含めた身体が見世物としての商品です。ですから、外見にかなり気をつかい、外見に関する話をします。しかし、あなたは芸能人ではありません。芸能人と同じように考えること自体おかしいし、芸能人を真似る必要はないのです。芸能人の真似をしようとすることは、あなた自身を欺《あざむ》くということだともいえるのです。

あなたは、あなた自身を生きるのが一番自然なことであると気がつかなければなりません。あなたが、外見に必要以上に気をつかっても、周りはあなたに注目なんかしていない。それよりも、**内面を磨き、あなたの元気のレベルを上げれば、あなたが気持ちよくなれる**ことに気がつかなければならない。

そうしてあなたが気持ちよくなれば、周りの人も気持ちよくなります。

「痩せている＝美しい」は幻想

痩せていることが美しいというのも、芸能界やマスコミの創り上げた幻想です。実際のところ、世の男性の大部分は、痩せた女性をそんなに美しいとは思っていません。歴史的に見ても、痩せた女性がもてはやされる時代なんていま以外にはないのですから。

本当に痩せたほうが美しいと思っているとすれば、その美意識のほうが狂っているのではないかと、疑ってみる余裕がほしいですね。男性の多くも、元気で明るい女性を魅力的に思っているでしょう。

男性でも同じことで、痩せすぎていると貧弱に見えるし、とても頼りになりそうにありません。それに、痩せすぎていると、その人のもっているエネルギーにも、本当に大丈夫だろうかと疑問さえ感じます。

いずれにせよ、数字に縛られて、痩せることばかり気にするのはやめたほうがいいでしょう。

「痩せたい」ではなく「もっと元気になる」でなければ、動機が明るくなりません。「いま元気だもん」と言うなら、なにも痩せる必要はないのです。そこのところを勘違いしないように。

そして、元気になるために痩せようとするなら、無理はしないことです。

できることを生活のなかに取りいれ、一定期間や短期間ではなく楽々と一生続けられるようにすればいいのです。無理して我慢したり、歯を食いしばってがんばったりすることではありません。そんなことをしても、リバウンドするのは火を見るよりも明らかです。

身体は急激な変化を嫌う。身体と常日ごろから対話していれば、そのことは理解できるはずです。日ごろから、ナンバ式でいう、自分の身体とじっくりと対話をする習慣をつけることが何よりも先決です。

もし、**二年間かけて肥ったのなら、痩せるにもゆっくり二年間かければ自然ではないですか**。それを一週間で痩せようとか、一カ月で痩せようなどと思うことが間違っています。その不自然な考え方をしているかぎりは、痩せることは無理でしょう。

考え方を自然にしないと、元気になれるはずがありません。

自分の勝手な都合だけで痩せようとするから、いつも失敗していつまでも痩せられないのです。

これは、そんなに難しいことではないはずです。

2 元気が出る！ナンバ式ダイエット

元気いっぱいのときが適正体重

自分の適正体重というものは、体重計や洋服のサイズで量るものではなく、心と身体の軽さや重さで量るものです。適正体重は何キロだろう、などとすぐに数字に置きかえる習慣をあらためることです。

数字というものには、機械的で一律という冷たさが残り、自分自身の感覚というものを、置き忘れている感が否めません。自分の心が、軽く感じるか重く感じるか、自分の身体が、軽く感じるか重く感じるかという対話がないのですから。

私は、ここ二〇年以上ほぼ同じ体重を保っています。これは、年一回、学校で義務づけられている健康診断で確認しています。体重計に乗るのは、このときくらいのもので、自分から乗ることはありません。

しかし、体型は一年中微妙に変化しています。そして、日によって重く感じるときと非常に軽く感じるときがあります。この変化が面白いのです。そのことで、自分の身体と心の状態を知ることができます。

そして、心が重く感じるときは、それを軽くする対策を立てて実行するし、身体が重く感じるときは、それを軽くする対策を立てて実行するようにしています。体重計の数字とにらめっこしても、そんなことに気がつきません。自分の心や身体と対話をする習慣をつけなければ、数字では変化がわからないのです。

心や身体が軽くて調子のいい状態、元気いっぱいのときが自分にとっての適正体重です。普段から、自分の心や身体と対話を行うことが大事なのです。

自分自身の心や身体の変化を知り、調子が悪いとき元気がないときにどうすればよいか、対策を立てておかなければなりません。それと、どうすれば調子がよくなり元気が出るか、どうすればその状態を維持できるかを考えなければならないのです。

頭と身体のバランスをとる

人間は、まず身体も頭も動かさなければなりません。動かすから腹が減る、だから食べる。食べると、安心して休み、次の動きに備えることができる。

そして、それらがすべて楽しさを含んでいて、長く続けられるものでなければなりません。人は、頭と身体の両方を使って、仕事をしたり、勉強をしたりします。ですから、頭と身体は、バランスよく使わなければいけません。自分はデスクワークが中心だからといって、頭ばかり使い身体をおろそかにするとバランスが崩れます。また、自分は肉体労働が主だからと、身体ばかり使い頭を使わないとこれまたバランスが崩れます。

身体を使うときに、どうすればもっと合理的に動けるかと頭を参加させることはナンバ的です。それには、動きを固定しないということです。**この作業を行うときはこの動きだ、と決めつけないこと**。

同じ作業を行っても、疲労度や集中度によって動きは変わってきます。そのときそのときで、**動きを微調整しながら流動的に変えていく**ことも大事なことです。

そして、いまと違う変わった動きを試してみることも面白いでしょう。いつも、もっと合理的で効率的な動きはないかと、好奇心をもって試行錯誤するということです。それが、創意工夫するということでもあります。

身体を使うことが職業のようなスポーツマンも、頭を使わなければいけません。自分が取り組んでいる種目にかんして、いかに合理的・効率的にと考えることができるかどうかが成績にあらわれてくるのがスポーツというものです。

身体の同じ場所をくり返し故障しているとすれば、それは、身体との対話を怠り、動きを変えないからです。ナンバ的な取り組みを取りいれないかぎり、解決できないでしょう。スポーツは身体だけで、頭は関係ないととらえるのは、全く間違った取り組み方です。

頭を使うことにかかわっている人は、じっと机に向かって頭だけ使っていても限界があるでしょうし、それもバランスを崩すもとになります。頭だけを使っていると、頭が熱くなり視野が狭まり、思考がスローモーションになってきます。頭の鬱血《うっけつ》状態です。

頭を使うときにこそ、身体をどう参加させるのかと考えたほうがいいのです。

いろんな案を練っているときなら、じっとしているよりも歩いたり動いたりしながらのほうが、いい案が浮かびやすいことがあります。「哲学の道」といって、哲学者は散歩しながらいろんなことを思索しました。企画を考えるときも同様です。じっと座って頭をひねっても、たいした企画は浮かびません。動きながら考えるということを試してみるといいでしょう。

もちろん、集中して頭だけを使う仕事もあります。そんなときに一息入れれば、身体は動きたいという意思表示をするはずです。一息入れるとは、相変わらずじっとしているのではなく、身体を動かしてやるということです。ちょっとしたお元気体操でもいいし、少し歩いてくることもいい。そうしたほうが以後の仕事も、能率よく進みます。

司馬遼太郎は、午後の散歩を日課としていました。一度にいくつかの小説を並行して書いたり、生涯に膨大な量の原稿を書いた司馬遼太郎は、原稿書きでほてった頭を静めるためと気分転換を兼ねて散歩をし、また次の原稿に向かっていました。

会社などで一日座りっぱなしでの仕事が終わった後、一目散に酒場に駆けこむのはあらためたほうがいいでしょう。一時間くらいは、ナンバ歩きで歩いてから酒場に向かうほうがいい。そのほうが酒も、より一層おいしく飲めるのです。

頭を使った後は、身体を使うということをしたほうが、気分爽快になりやすい。頭を使った疲れは、身体を動かしてとってやるというようにすればいい。

身体を動かして運動することを、身体のこととととらえないで、**頭の疲れとり**と考えることもできます。そうするほうが習慣として続くかもしれません。

食事を楽しむ

頭も身体も使えば、腹が減るのは自然の理です。腹が減った、では満たそう、ではまるで餌《えさ》です。

食事は餌ではないので、楽しまなければなりません。食事を楽しむことを工夫するのは、グルメになるということではありません。ゆったりとくつろいで笑いが出るような食卓にするよう、一人ではなく誰かと一緒にというように工夫することです。私の好きなネイティブアメリカンは、一家団欒《だんらん》の楽しい食事の思い出が、逆境に陥ったときそれを乗りこえるだけの人間の強さになると言っています。

食事が楽しめなくなっていれば、生活のバランスが崩れているということです。また、食事の内容が偏ったり、食事の時間や回数が乱れてくるのも、生活のバランスが崩れているということですから気をつけなければいけません。

食事の時間や回数は、できるだけ規則正しくしましょう。

それは、毎日同じようにするということではありません。一週間くらいの流れをつくり、その流れにできるだけ沿うということです。そして、食べる内容は、そのときの自分の状態によって、身体は何をほしがっているかを聞くようにする。最初から何を食べると決めつけるのではなく、身体は何をほしがっているのかに従うようにします。

そのときに、栄養素やカロリーなんかも考える必要はありません。栄養素とかカロリーを考えていると、食事を楽しめなくなります。身体は、熱いと感じれば、身体を冷やす作用のあるものをほしがるし、寒いと感じれば、身体を温める作用のあるものをほしがります。

身体がほしいものを摂れば、身体は満足します。

もし、とんでもないものを身体がほしがれば、身体がバランスを崩しているのではないかと疑うことも大事なことです。それが、元気につながってきます。

ただ、食べすぎないようには気をつけましょう。そのためには、満腹かどうかは、腹で感じるのではなく頭で感じるようにします。頭は、身体が欲しているものが満たされれば満腹を感じます。そのためには、食べてから少し時間をおくようにします。時間が許すなら、ゆっくり食べたほうがいいし、食べているときに一息つくのもいいでしょう。

とにかく食べすぎないように気をつける。

スナック菓子などは、いくら食べても満腹感を感じないのは、身体が求めているものが入っていないからです。だから、食べすぎてしまうのです。

休む技術

休むということも、バランスよく考えなければなりません。昼間の時間も、わずかではあっても余白の時間があるはずです。その余白の時間をどう使うかで、次の活動への影響は大きいのです。

一番簡単な方法は、**目を閉じる**ことです。

目からの情報というのは、色や動きなどさまざまに入ってきます。それは、結構疲れるものです。ですから、目を閉じるとそれらの情報がシャットアウトされて安らぐ。また、目を閉じることによって、頭も休めてやることができる。

電車などで移動中に目を閉じるだけでも、ずいぶんとリフレッシュできます。そのまま寝てしまったら、それはそれでいいのではないでしょうか。

夜の睡眠は、疲れたから寝るというのではなく、明日元気で活動できるように十分に寝ておくのだと積極的に考えて寝るようにする。

十分な睡眠をとっておかなければ、翌日、元気に活動はできません。寝ている間に身体も修復されるし、頭のなかも整理されます。肌荒れや吹き出物など、身体は睡眠不足を訴えています。

また、頭が混乱したりボーッとなっているのも、睡眠不足を訴えているのです。睡眠を軽く考えないで、何があっても睡眠時間は確保するようにしましょう。それが元気の秘訣です。

生活も考え方もシンプルに

身体に余分な脂肪をつけないようにしようと思うならば、生活も考え方もシンプルにしなければなりません。身体の余分な脂肪を取り除いて元気になりたいのに、生活を飾ったり、考え方を複雑にしたりしてはいけないのです。

自分が生活している空間をのぞいてみましょう。

本当に必要なものばかりですか。

ここ何年も着ていない服はないか、靴はどうだろう。いつか必要になるのではないかなどと思って、大事に取っておいているものはないだろうか。そんなものは、まず必要になることはないので、さっさと処分したほうがいいでしょう。

また、**あれば便利なものというのは、たいていはなくてもどうにかなるもの**です。余分なものは、処分するような生活にする。そして、生活空間をできるだけシンプルにするよう心がけることです。

考え方をシンプルにする。自分の頭のなかを整理してみる。散らかっている頭のなかをのぞき、不要なものを捨てていく。それは、くだらない欲であったり見栄《みえ》であったりもします。そういうさまざまな邪心を捨て去って、シンプルな頭にする。物事を複雑に考えようとしないで、単純明快に考えるようにする。真実はいつでもシンプルなのではないでしょうか。

そして、自分で悩みをつくらないことです。

思い返してみましょう、いままでのほとんどの悩みは、自分でつくりだしたものではないですか。

悩みというのは、先を考えて結果に対してのこともあります。また、読めもしない他人の心をあれこれと想像してのものであったりもします。それは自分の力ではどうしようもないことです。そんなことで悩みをつくりだしているのは、いかにも余計なことです。

こだわりも、ほどほどにしておく。何かにこだわるということも、程度の問題です。そこのこだわりは、元気が出てきますが、こだわりに縛られると、物事を複雑にし、そのため考え方まで複雑になってきて混乱します。

また、自分自身も飾らないで、シンプルにしておく。

自分自身を服装や装飾品で飾り立てないし、言葉でも飾らないようにする。飾るということは、物事の本質が見えなくなり、大事なものが隠されることになる。あなたも試してみれば、飾らないことが意外と気持ちいいことに気づくはずです。

お元気体操

Ogenki Taisou

ナンバ式骨体操

NANBASHIKI Honetaisou

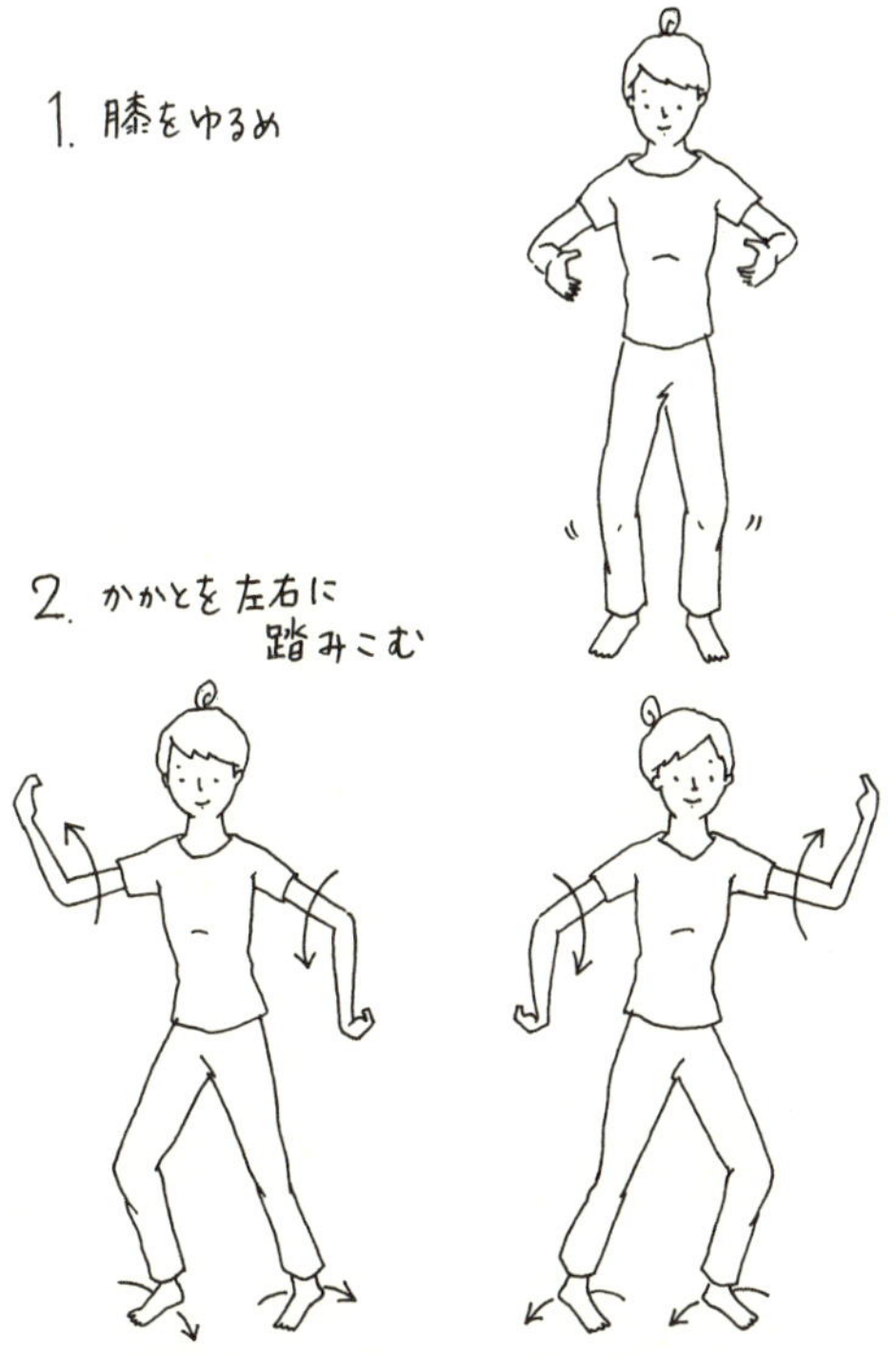

右手を上にあげるか 左手を上にあげるか、気持ちのいいほうを見つけ、そっちだけ2~3回気持ちよさを味わいながら行う。その後、反対側を試すと感覚が変わってバランスが整う。

効果 Effect

楽しい気分になります
護身術の動きの基礎にもなります
最初は滑りやすい床の上で行うと
脚への負担が減ります

動きのコツ Point

下腹を中心に動かす

第3章

元気の出る人間関係

ナンバは、対話だ！

ナンバでは、自分の心や身体と対話を行うことが基本である。そして、心や身体が快と感じることを求めていく。自分との対話ができるようになったら、次は他人と対話を行うようにする。

基準は、自分の快・不快で。

1 まずは自分自身を知る

自分で選べる人間関係をどう活かすか

私たちは、人間関係のなかで生きています。その人間関係もさまざまです。そのなかで、受け身的に漠然と受けいれるのではなく、自分で築いていける人間関係もあります。

もちろん自分で選べない人間関係もあります。それは、家族であったり、学校にいる人間だったり、会社の人間だったりといろいろ考えられます。

しかし、自分で選べる人間関係もあります。それは、友人だったり、恋人だったり、師であったり、その範囲はけっして少ないものではありません。

自分で選べない人間関係のなかでどう振る舞うか。

自分で選べる人間関係をどう活かすか。

そうしたことで、元気が出たり出なかったりします。

自分とは、「何ができて、何ができないか」

そもそも人間関係という前に、まず自分を知らなければいけません。自分とはどんな人間かということを知って、他の人々と人間関係を築いていくことです。

自分を知るということは、けっこう難しいものです。

他人を見るときは、冷静でなかなかに寛容なものです。自分の親しい友人を思い浮かべても、すべてにおいて完璧という人間はいないはずです。よほど隣の芝生は真っ青に見える人でも、友人のことをよいところもあるし、いただけないところもあると見ています。しかし、それらすべてを含めて友人として認めています。

それは、友人だけでなく恋人でも、師でも同様です。それくらい他人の長所や欠点は、よく観察できます。そして、よいところ悪いところを含めて認め、受けいれています。

しかし、これがいざ自分のこととなるとどうでしょう。

自分のこととなると、とたんにその目が曇ってきます。自分の長所を認めると、思い上がった嫌な奴のように思われはしないかと人目を気にします。また、自分の短所を認めると、自己嫌悪に陥りそうになります。そんな自分が、みずからの目を曇らしているのです。等身大の自分自身のこととなると、ごまかしてみたり無視しがちになります。

それは、人それぞれに、自分自身の理想の姿というものがあるのでしょう。まだ、理想の姿になっていない自分を許すことができないのかもしれません。

自分自身のなかには、優しく思いやりがあり愛をもって接することができる天使のような自分が半分、残酷で冷たく破壊的な悪魔のような自分が半分いると思っていればいいのです。

しかし、これは頭のなかだけで考えてはいけません。

頭のなかでは、誰でも一度くらいは、あいつを殺してやりたいなどと思ったこともあるはずです。しかし、それを実際に行動に移す人は少ないでしょう。

頭のなかで思っただけ、考えただけでは、犯罪にはなりません。**考えたり思ったりすることと実際に行動に移すことは、天地の開きくらい違う**ことです。

自分が考えたり思ったりすることをもとに、自分を理解しようとするのは間違っています。

そんなことをするから、自分がわからなくなるのです。

また、あなたが他人を行動で判断しているように、人はあなたのことを行動でしか判断していません。

あなたが何を思い、何を考えているか、他人には全くわかりません。あなただって、他人の心のなかや頭のなかはわからないはずです。

他人を理解するのは、他人の言動を見てのことであるでしょう。自分自身にかんしても、行動していることがすべてです。何ができて、何ができていないかということが、自分を知るうえでの判断基準です。

一週間分の記録をとる

自分が考えたり思ったりすることは、いったん置いておいて、実際にはどのように行動しているかを観察しましょう。

まずは昨日の、自分の行動をすべてふりかえってみましょう。さあ、すべて思い出せますか。

それが三日前、五日前だと、何時に何をしていたのでしょうか。手帳をふりかえっても、断片的にしか思い出せないのではないですか。それくらい自分の記憶も曖昧なものです。

ですから、私が授業でも用いている「お元気カード」（次頁）に、**一週間の自分の行動を記入してみる**といいでしょう。一週間分くらいの行動の記録を見れば、自分にどういう傾向があるかがわかってきます。自分にはこんな意外な面もあると、自分の思い違いに気づかされるものです。

朝起きてから夜寝るまで、携帯電話にでもはさんでおいて、その時々にメモのように記録していきましょう。しかし、寝ているときの夢まで記録する必要はないでしょう。

自分はどういうことを自動的に行い、どういうことを意識的に行っているかもわかります。また、何は好んで行い、何は仕方なくやっているかもわかります。そういう行動をとるのが自分だと理解できます。まず一週間分の行動の記録を眺め、自分自身の行動の傾向や癖をつかむのです。

そして次には、その行動に移ったときの心の動きを観察する。

そういう作業は、自分を客観的に見るためには必要なことです。なかなか自分を客観的に見ることができないという人ほど、記録をとって後からそれを眺めるということがヒントに

THU	FRI	SAT	SUN
1:00	1:00	1:00	1:00
2:00	2:00	2:00	2:00
3:00	3:00	3:00	3:00
4:00	4:00	4:00	4:00
5:00	5:00	5:00	5:00
6:00	6:00	6:00	6:00
7:00	7:00	7:00	7:00
8:00	8:00	8:00	8:00
9:00	9:00	9:00	9:00
10:00	10:00	10:00	10:00
11:00	11:00	11:00	11:00
12:00	12:00	12:00	12:00
13:00	13:00	13:00	13:00
14:00	14:00	14:00	14:00
15:00	15:00	15:00	15:00
16:00	16:00	16:00	16:00
17:00	17:00	17:00	17:00
18:00	18:00	18:00	18:00
19:00	19:00	19:00	19:00
20:00	20:00	20:00	20:00
21:00	21:00	21:00	21:00
22:00	22:00	22:00	22:00
23:00	23:00	23:00	23:00
24:00	24:00	24:00	24:00

お元気カード
Ogenki Card

MONTH:

YEAR:

NAME:

AGE:

____ MON	____ TUE	____ WED
1:00	1:00	1:00
2:00	2:00	2:00
3:00	3:00	3:00
4:00	4:00	4:00
5:00	5:00	5:00
6:00	6:00	6:00
7:00	7:00	7:00
8:00	8:00	8:00
9:00	9:00	9:00
10:00	10:00	10:00
11:00	11:00	11:00
12:00	12:00	12:00
13:00	13:00	13:00
14:00	14:00	14:00
15:00	15:00	15:00
16:00	16:00	16:00
17:00	17:00	17:00
18:00	18:00	18:00
19:00	19:00	19:00
20:00	20:00	20:00
21:00	21:00	21:00
22:00	22:00	22:00
23:00	23:00	23:00
24:00	24:00	24:00

なると思います。それも、何を思った考えたではなく、実際に行った行動が役立つでしょう。それでも冷静に自分が分析できないというのなら、私のところにもってきてください。私が分析しますから。

その一週間分の記録をとるようにするだけでも、自分の行動は修正されてきます。また、記録をとるというだけで、生活がより意識的になり、無駄が省けるようになります。それに、自然に生活が正されるという余禄《よろく》もあります。

注意することは、一週間分の行動記録の分析だけで、これが自分だと決めつけて、決めつけた自分に縛られないこと。

分析したのはほんの一週間の行動だし、自分というのはいつも変化しているものですから。わかったと思ったときに、するりと逃げていくのが自分です。それでも、いまの自分を知ろうと試みることは大事なことです。

2 恋愛と友情が元気の源

「早く親離れを、子離れを」

親は、子どもが小さいときから「みんなと仲良くしなさい」「友だちはできるだけ多いほうがいい」と言い続けるものです。しかし、みんなと仲良くとか、みんなに好かれるようにというのは八方美人すぎて、結果的に誰からも信頼されない可能性もあります。

また、小さな子どもにとって、対象がみんなという複数では、どう振る舞っていいかわからないことがあります。大人でも難しいことを、子どもに押しつけるのは酷《こく》というものです。いたずらに混乱して、かえって自分を傷つける結果を招くこともあります。みんなと仲良くしようと振る舞ったり、みんなと友だちになろうとして、結果的に無視されたり、イジメられる子どもも少なくないのですから。

一人との交わり方を学ぶ前に、多くの人と交わろうとするから、その対人関係のつくり方を間違うのです。歩き始める前に走ろうとすれば転ぶのは、誰もが知っているはずなのに。だから、大人になっても、人間関係をうまく築けない人もいます。

人間関係の基本は、まず一対一です。それも、一人の友との友情関係を築くことが基本です。

そう言うと、親子関係が大事だろうという声が聞こえてきそうです。

もちろん、親子関係も大事ですが、親子関係は圧倒的に親が主導権を握っています。子どもは、親子関係から学ぶことも多いのはたしかですが、その学んだことに縛られないためにも、子どもはできるだけ早く精神的に親離れしなければならないし、親はできるだけ早く子離れしなければなりません。

親離れできない人間は、いつまでたっても自分の考えさえもてないで、自立できないままで、人間社会に適応できません。また、子離れできない親は、いつまでも子どもを自分の所有物とみなしコントロールしようとします。

健全な親子関係とは、お互いが同じ人間と思えるくらいの距離感をとれるところまで離れることです。

私は「早く親離れを、早く子離れを」と言い続けています。

子どもが親離れし、親が子離れできたとき、初めてそこに友情が生まれます。お互いを、同じ人間として認めあうところから友情は始まります。そうすると、親子関係もまんざら捨てたものではなく、居心地のいい関係になります。

親離れもできず、子離れもできない状態で友だちのような親子関係を目指しても、これも破綻します。

親子というのは血縁関係であるから、感情的になりやすいものです。

感情と感情がぶつかりあえば、争いになりやすい。血縁関係は、少し距離をおかないとうまくいかないものです。兄弟姉妹も血縁関係だから、同じことが言えます。思い当たることは、ないでしょうか。

また、夫婦関係も、最初は熱烈な愛情関係であっても、年がたてば友情関係に変わってくるのが自然です。この移行がうまくできないと、夫婦関係も破綻します。熟年離婚なども、この移行がうまく行われていないのも原因のひとつでしょう。

友情は「好き」から始まる

日本には、もともと友情という概念はなく、明治以降に西欧から友情という概念が入ってきました。正義という概念も同じです。

友情というものは、基本的に一対一の関係のなかで築かれます。まず、お互いの相性で引きあうものがあります。そこでは、この人と友だちになっての損得などは考えません。損得や上下などを考えないのが友情です。

子どものころには友情を築きやすいのですが、大人になると友情を築くのが困難になってきます。子どもが築く友情に、親や大人は口出しすべきではありません。友情は、自分の意志で築くものです。大人になると、さまざまな利害や欲が絡んできやすくなります。**利害とか欲は、友情にあってはならないものです。**あなたの友情は、どうでしょう。

友情とは、お互いに好ましいという「好き」から始まります。一緒にいることが楽しい、もっと一緒にいたいと思う。友情とは、多分に純粋です。そして、相手が嫌がるようなことはしないなどと、相手に気をつかうようになります。それも、全く自分の負担とは感じず、自然に気をつかうようになります。相手が嫌な気分にならないよう、相手が楽しくなるようにと、自然に振る舞えるようになってきます。

そして、相手を裏切らないという、**忠誠心**が湧いてきます。気持ちが、好きから惚れるに変わってくるのです。それは、相手を大事にしたいという気持ちからでしょう。お互いがそういう気持ちでつきあえば、お互いに信頼できるようになってきます。その信頼関係を維持していくことは、二人の努力によります。

そうなってくると、二人だけの**秘密**をもつようになります。秘密を共有するということは、大事なことや困ったことを、親や他人をさし置いても、友だちに相談するようになるということです。また、自分の秘密や弱みを、友だちになら曝《さら》すことができるようになります。二人で、何か共有するものをもちたくなってくるわけです。自分のことを一番よく知っているのは、親ではなく友だちになります。

次に、二人で会っていないときでも、相手にとってふさわしい自分でなければという張りをもつようになります。そうすることで、自分一人では高められないところも、友だちの力を勝手に借りて伸ばすことができるようになるのです。

また、会っているときでも離れているときでも相手に刺激を受けて元気が出て、「よしやるぞ」という力が湧いてきます。友情は生きていくうえで、非常に強力な支えになります。

そして、いつの間にか、相手と連絡をとっていようがいまいが、相手が困ったときには、何をおいても飛んでいくという心構えができます。友情を築いていけば、人間関係の義理人情も自然と身についてきます。友だちは自分にとって、かけがえのない人間に思えてきます。**友情は、元気には欠かせないもの**です。

自分が選んで築きあげた友情が、すべての人間関係の基本になっても不思議ではありません。もし、いまあなたが友情を築いていなかったら、勇気をもって友情を築くことから始めなければなりません。そこから発展して恋愛もあるだろうし、さまざまな仲間や人間関係が生まれてきます。

人間関係で悩んでいる人は、友だち関係による友情がうまく築けなかった人かもしれません。それなら、友情を築かなければ。周りを見回してみましょう。誰かいませんか。誰かを見落としていないか、それともまだ出会っていない誰かなのか、よく注意を払ってみましょう。

恋愛に必要なのは相手を信じる勇気

「元気の出る人間関係」で、恋愛関係を外すわけにはいきません。

恋愛経験者は、恋愛で元気がでることを体験していると思います。もし元気が出ないような恋愛だったなら、その恋愛は間違っているとまでいえます。

恋愛とは、元気が湧きでてくるものです。

悩んだり、苦しんだりしているのは、恋愛とは似て非なるものです。恋愛の経験のない人は、片思いでもいいから誰かに惚れたほうがいいでしょう。そうすれば、身体の心底から元気が出て顔つきまで輝いてきますから。いつでも誰かに惚れているということは、元気が湧いてくるものです。

恋愛は、友情の延長線上にあることはたしかです。友情の延長線上にはあるが、友情とは少し違います。そのことはここでは本筋でないので省きますが、友情を築けない者は、恋愛は難しい。まず友情の経験があって、そこから成長して恋愛へと進むのがいいと思います。

恋愛においては、お金や物はほんの飾り物で、さして意味をなしません。一番大事なのは、その人の人となりであり生き様です。人間に惚れるのであって、お金とか物で釣られるものではありません。

また、恋愛を駆け引きとかゲームだと思っているのも、思いちがいです。そして、尊敬から恋愛が始まると、相手に寄りかかり依存しがちになるので気をつけなければなりません。恋愛は、支配・被支配の関係でもないし、上下があってはいけない平等の関係です。

恋愛とは、裸の人間と裸の人間が真正面からぶつかりあう真剣なものです。どれだけ相手を信じられるかということです。相手を信じるということは、清水《きよみず》の舞台から飛び降りるくらいの勇気がいります。恋愛に踏みきるのに必要なのは、相手を信じるという勇気です。その勇気さえあれば、恋愛をして元気になるはずです。

この勇気ということ、わかってもらえるかな。

あなたの恋愛をふりかえってみましょう。自分が愛されているか疑ったり、信じられなくなるようでは恋愛ではありません。また、愛されたいなどと思うことも邪心です。そんなことを思うから、相手を疑ったり信じられなくなったりして元気がなくなります。

ひたすら相手を信じて愛することです。何も見返りを求めずひたすらに愛すること。だから勇気がいるのです。しかし、確実に元気は湧いてきます。

―「この本の著者は、矢野龍彦先生と長谷川智先生です。お二方とも、日本に昔からあるナンバという日本人に合った身のこなしを日々世に広めている先生方。

いつお会いしても、ワハハと笑い、元気いっぱいです。その秘密はいかに…？

「健康」ということばは、いつしか私たちの日常の大きな気になるコトとなりましたが、お二人は、それよりも気にするべきことは、「元気」かどうかだと説きます。まずは、

「今、私は元気かしら…」

そう自問し、心の声、体の声に敏感になることが大切です。本書では、そのためのヒントがいっぱい！！
「惚れろ！」「故郷に帰れ！」「まずは受け入れろ！」（by チャーミー龍彦）
なーるほど！！笑える智恵がもりだくさん！
これであなたもニッコニコ！！！

今月の新刊

『ナンバ式！元気生活
疲れをしらない生活術』

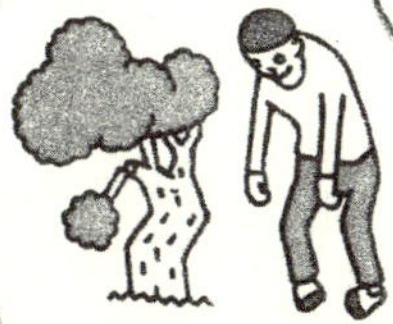

どよーん としてしまっている
あなたに読んでいただきたい

なんか毎日だるい
あなたにも読んでいただきたい

この本を読めば….

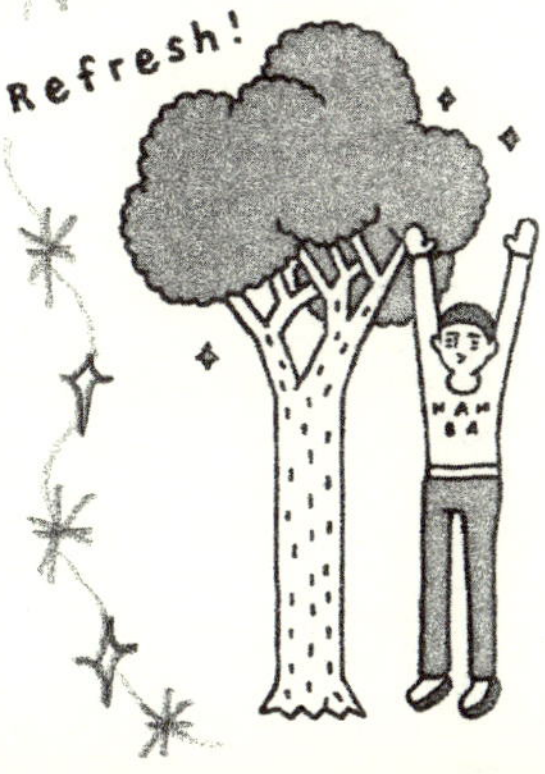

元気になる!!
もしくは
元気を育てる
ヒントが見つかります!!

チャーミー龍彦の

お元気通信

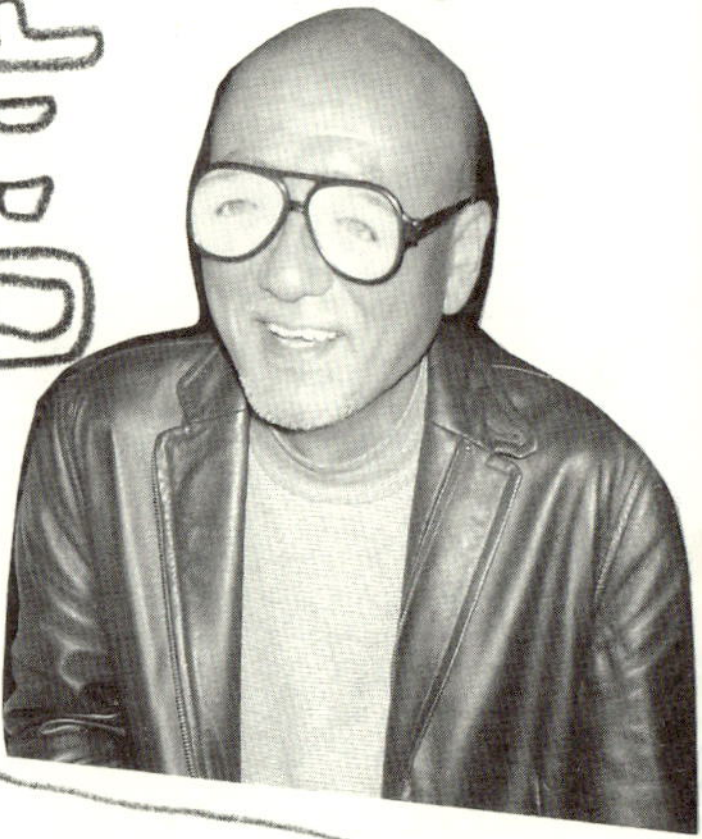

元気でやってるかい

元気を輝かさなきゃ

元気なら楽しめる

恋愛とは、二人が一人になるのではなく、二人のままでひとつのことを共同で行うということです。一人ひとりが自分の脚でしっかりと立ち、力を合わせて、一人ではもち上がらないものをもち上げようとする行為です。それは、楽しい作業であり元気が出てくるし、自分自身を高める作業でもあります。

ですから、結婚を前提にすることだけが恋愛ではありません。恋愛の終着駅が結婚だと考えているなら、あまりに狭い考え方です。結婚を目指すこともいいでしょうが、その考え方からは恋愛の純粋さがごまかされることもあります。結婚しない、一緒になれない恋愛もいくらでもあります。そして、そういう恋愛のほうがより純粋かもしれない。結婚することだけが恋愛なら、生涯に一度しか恋愛できないことになります。そんなことはないでしょう。

恋愛が生みだしてくれる元気は、惚れるということを抜きにしてはありません。惚れれば惚れるだけ、際限なく元気が湧いてきます。

人間にも仕事にも惚れればいい。

勇気さえあれば簡単なことです。

3 元気の出る人間関係マナー

他人を不愉快にさせないことが第一のマナー

社会生活を送っていると、四〜五人くらいの集まりが多くあります。しかし、これくらいの単位の人数が集まる場での振る舞い方が、意外と難しいものです。

一対一の友情の関係でも、相手の話をよく聴かなければなりません。それが、四〜五人ともなると、自分がしゃべるのは後回しにして徹底的に聞き役にまわることから始めます。みんなでどんな話題を共有して、どのように話が進んでいるのかをつかむのです。

まずは、場の空気を読むこと。

そうしないで話に入りこむと、話題に水をさしたり話の腰を折ったりしかねません。そうなると、周りはあなたのことを、口には出さなくとも「変な奴」と敬遠したり仲間はずれにするかもしれません。

まず聴いて、少しだけ話すようにする。「あなたはどう思うの」と自分に話を振られたとき、やっと話すことから始めるくらいでいいのです。四～五人くらいの集まりで黙って聴いていることで嫌われることはありませんが、話しすぎることで嫌われることは往々にしてあります。

少数の人間の集まりで気をつけなければならないことは、他人を不愉快にさせないということです。他人を不愉快にさせれば、それは必ず自分に返ってきて自分も不愉快な思いをします。周りの人を不愉快にさせないということが、第一のマナーです。

これは、ゴルフをプレーするときの心構えと、同じことです。ゴルフにおいては、スコアなんか二の次で、まずはマナーを身につけなければいけません。プレー中に同伴競技者の邪魔にならないこと。そして、後からプレーする人のためも考えてプレーしなければなりません。自分のプレーしか考えられない人は、ゴルフをする資格はありません。それがわからなければ、仲間に嫌われ二度と誘ってもらえなくなります。そういう意味で、ゴルフとは、非常に厳しい競技なのです。

他人を不愉快にさせない空気の読み方

誰かが不愉快になる集まりは、元気をなくす集まりになります。他人を不愉快にさせない場の空気の読み方というものを少しあげてみましょう。

身分や立場、年齢などの違う人間が集まっているとき、**「私は何をすればいいでしょう」などとは決して言わないこと**です。集まったメンバーを見て、自分の役割をすぐに理解できるようにしましょう。もしわからなければ、それがわかるようになるまでは参加してはいけないのかもしれません。

「何をすればいいでしょう」などと質問することができるのは小学生までで、小学校を出ればその場を見回して自分で考えなければいけないのです。簡単に質問する依存的な人間は、それだけでみんなに嫌われます。自分の役割はどうで、何をしなければならない、何はしてはいけないということを普段から考える癖をつけることが大事です。

人と集まっていても、結局は普段の自分が出るのです。

また、集まったメンバーは考え方がさまざま。ですから、**徹底的には議論はしないほうが**いいでしょう。徹底的に議論をして言い負かしても、相手に残るのは遺恨《いこん》だけです。その遺恨は、必ず自分に返ってくるものです。意見が違う場合は、平行線のところでとどめておく。そういう考え方もあるよね、で終わらせばいいのです。

自分の言うことにみんな納得しろ、自分と同じ考えになれというのは、大いなる思い上がりです。集まったメンバーが、支配・被支配の関係にならないように気をつけなければいけません。

寧々に学ぶ女性のユーモア

集まったメンバーの心を和ませるユーモアはもつほうがいいですが、みんなをシラケさせるような突拍子もないことは、言ったり、したりしないようにしましょう。お笑い芸人のようなことを巷《ちまた》で行えば、みんなシラケて離れていきます。あれはテレビだけの世界であることを忘れないように。

ユーモアと突拍子もないことの区別ができないと、複数の人間の集まりには入っていけま

せん。ユーモアというのは誰の心も傷つけず、みんながほのぼのとしてくる潤滑油《じゅんかつゆ》のようなものです。

ユーモアの第一歩は、あなた自身を笑いの種にできるかどうかです。

女性は、少々ユーモアの感覚に劣ると聞いたので、ヒントになればという話をします。秀吉の妻で、日本最高位の北政所《きたのまんどころ》まで上り詰めた寧々《ねね》のことです。

寧々は、秀吉がまだ藤吉郎といって、信長に下っ端として仕えていた貧しいときに結婚しました。そして、日本最高位の北政所になっても、侍女《じじょ》たちを集め、この粗末すぎた婚礼のことを、夜話《やわ》として面白おかしく語って周りを笑いの渦にまきこみました。寧々は、飾りっけのない性格で、自分の欠点や過失を種に、話を面白く脚色し自分も周りも笑いへと導いたのです。位や肩書きが上がると、威張り散らす人間が多いなかで、あけっぴろげのユーモアを発揮したので、寧々を慕うのは侍女ばかりでなく、加藤清正や福島正則など秀吉の部下も多かったといいます。

また、寧々は、生涯にわたって生まれ故郷の尾張言葉でしゃべりました。

まさにユーモアの達人。

寧々を参考にすれば、あなたもユーモアの達人に近づけるかもしれません。

ユーモアのセンスがない人は

ユーモアのセンスをもちあわせていないと思うならば、余計なことは言わないことです。笑わせてやろうとか驚かせてやろうというのは、いかにもわざとらしくなり、かえって、そんなことをしているあなたに対して、周りは呆《あき》れるだけでしょう。自分の身のほどをわきまえた振る舞いを越えてはならないのです。

複数の人間が集まっている場で、自分が主役になろうとしないこと。目立とう目立とうとすることくらい、周りから見て見苦しいものはありません。目立つのは、自分の才能の分野で勝負するときだけでいいのです。それよりも、周りの人間を引き立ててやるくらいの気持ちで参加することです。

そうすれば、自分自身にも余裕が生まれてきます。

自分に余裕が生まれれば、その場での自分の振る舞いを冷静に見られるようになります。結果的に、周りの人たちを不愉快にさせるようなことはなくなります。漠然と気をつかっているだけでは、そうはなりません。周りの人を引き立てるように気をつかわなければなりません。

元気の出る人間関係を考える場合、人間がもっている攻撃性ということも考えなければなりません。攻撃性というものは、怒りや敵意を表現するもので時には暴力という形をとる、と考えてはいけません。それは攻撃性ではなく破壊性です。

攻撃性とは、手を伸ばすという積極的な働きかけで、嫌なものを向こうへ押しやり、好ましいものを手元に引き寄せるという自己表現です。攻撃性とは、破壊的なことでは決してありません。

ですから、元気の出る人間関係をつくる場合、自分にとって嫌な人にはできるだけ近づかないようにし、好ましい人には積極的に近づいていくようにすればいい。

これまで、嫌な人にあっちに行ってもらいたいとか、あの人にこっちに来てもらいたいと他人任せにしていた人は、自分から遠ざかる、近づくというふうに能動的に元気を引き寄せるようにしましょう。

お元気体操
Ogenki Taisou

ウキウキジャンプ
UKIUKI Jump

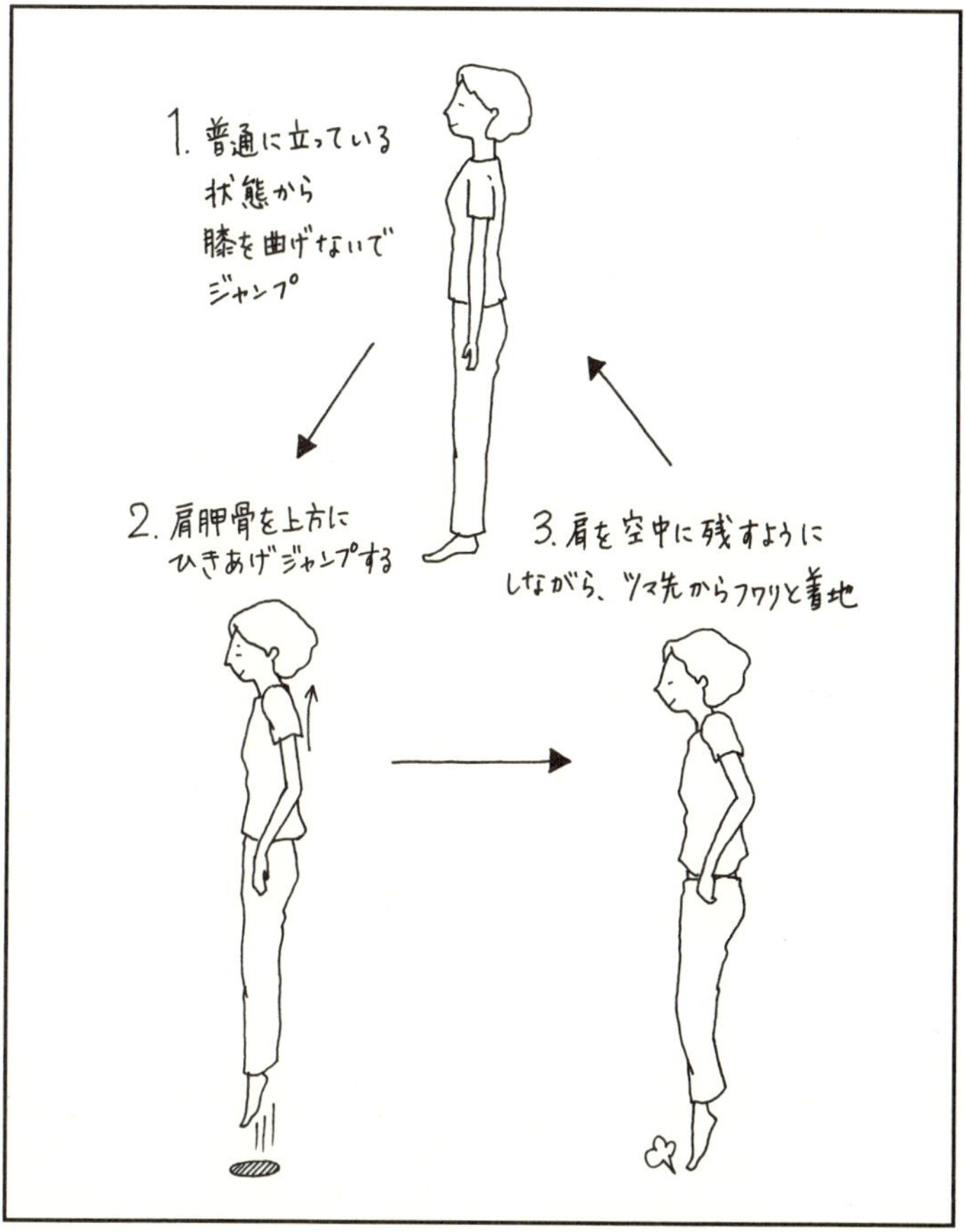
1. 普通に立っている
状態から
膝を曲げないで
ジャンプ
2. 肩胛骨を上方に
ひきあげジャンプする
3. 肩を空中に残すように
しながら、ツマ先からフワリと着地

効果 Effect
ウキウキ軽快な気分になります

動きのコツ Point
肩胛骨《けんこうこつ》や肋骨《ろっこつ》にひきあげられて
ジャンプ足や膝（太腿の筋肉）
に頼らない肩胛骨に踵《かかと》が
ひきあげられるイメージ

第4章

「時間とリズム」の元気術

ナンバは、自然だ！
ナンバは、人工的な時計に従うのではなく、
自然としての自分に従って生きる。
そして、太陽や月に従う。

我々が生きていくうえで、時間とかリズムというものは、無視することのできない重要なものです。その時間やリズムを、もっと元気になるためにはどう活用すればいいかを工夫しましょう。

1 元気の出る時間術

昼と夜の区別をつける

私たちは、何の疑いもなく二十四時間を一日と考えています。しかし、それは時計というものが発明されたから、そう考えるようになったのです。時計が実用化され、時計によって人間が動くようになったのが十三世紀ごろのことです。それまでは、太陽が昇れば一日が始まり、太陽が沈めば一日が終わるという大まかな感じで暮らしていました。

江戸時代の日本人は、日の出から日の入りまでの昼間に活動していました。そうすると、夏と冬では当然、昼間の時間の長さが違う。昔の巳《み》の刻といっても、午前九時から午前十一時までのあいだで、いまのだいたい午前十時ごろということになります。夏と冬とでは、同じ時刻をあらわす言葉でも、いまの時刻では当然ずれてきます。そういう時間のなかで生活をしていました。

北欧などは、夏は夜でも白夜で明るく、冬はほとんど日が出ないで昼間でも暗いものです。その差は、人間のバランスを狂わすくらいです。そのように自然が時間を支配していて、人間はその時間に沿って暮らしていました。私たちも、そのようにして暮らしていれば、元気になります。しかし、いまは時間に追い回されている人も少なくありません。

あなたは、どうでしょうか。

昔のアイヌの人たちは、一年を夏と冬との二つに分け、夏の農耕は女の仕事で女季、冬の狩猟は男の仕事で男季と呼んでいました。いまでいう春は夏の初め、秋は夏の末と呼んでいました。北海道の短い春や秋を考えれば、夏と冬の二つに分けたほうが都合がよかったのかもしれません。そして、日が昇って沈むまでを昼という日、日が沈んで次に昇るまでを夜という日というように考えていました。私たちが一日と考えているものを、昼という日と夜という日の、二日間としてとらえていたのです。

ということは、**人間が元気で生きていくためには、昼と夜の区別をつけることが大事**だということを経験的に学んでいたのです。

これだけにかぎらず、経験的に学んで残ったものが、生きていく知恵となります。

人間は夜行性の生き物ではありません

人間は昼間にまず食料を確保したり労働を行い、その他の活動もしていました。夜間は、暗くて静かで、休むのに好都合になっています。

人間は昼間に活動し夜休む昼行性の生き物です。決して夜行性の生き物ではありません。

自分は夜になると頭がさえてきて、夜活動したほうが昼よりも能率が上がる夜型人間だという人がいます。しかしそれは、たんなる思いこみで、夜は感情が活発になっているだけのことです。理性は昼間に活発になります。いくらコンビニやファミリーレストランが二十四時間開いていても、夜は休むべき時でしょう。

「二十四時間がんばれますか?」などという問いかけに従うことはありません。人間の体内リズムから考えても、昼間は活動し夜は休むようになっています。

成長ホルモンは、夜中の十二時ごろから三時ごろまでしか分泌されません。これは、成長期に、身体と脳をつくるための大事なホルモンです。つまり、この時間帯に寝ていなければ十分な成長が遂げられないということです。

また、**大人になっても、成長ホルモンは昼間使った身体の修復を行うという大事な働きをします。**肌荒れや髪の傷《いた》みなども、化粧品に頼らなくても、この時間帯に熟睡していれば成長ホルモンがきちんと修復してくれます。身体の傷みや傷についても同じことです。

時間は等間隔ではない

また、同じ時間を過ごしても長く感じるときと、短く感じるときがあります。好きな人といるときとか、楽しい時間は瞬く間に過ぎていきます。楽しいデートをしているときは、「もうこんな時間になったの」と別れがたくなるのではないでしょうか。

しかし、退屈な話を聞いているときは、十分間でも一時間以上に感じます。同じ時間が流れていても、個人個人の時間のとらえ方はその内容によって短くも長くもなるものなのです。それは、自分が快いと感じている時間は経つのが早いし、不快に感じている時間はゆっくりと流れるということです。時間が早く流れると感じることが人間にとっては大事で、そんな時間が人間を元気にしてくれます。

私が提案している**「お元気カード」や「お口元カード」**（次頁）**も、時間の目盛《めも》りが等間隔ではありません**。書きこむことが多い昼間は間隔が広く、書きこむことが少ない夜間は間隔が狭くなっています。

逆に考えれば、時間は、すべての人間に平等です。しかし、いつも時間が足りないと嘆いている人もあれば、ゆったりと余裕ありげに生きている人もいます。そして、余裕ありげに見える人のほうが、元気そうであるし仕事もできます。

では、どこが違うかというと、時間が足りないと嘆いている人は、「集中しているつもり」であって本当はそんなに集中していないことが多いのです。余裕ありげに見える人は、集中するところは本気で集中し、あとは開放しています。忙しい、忙しいと何かに追い立てられ

THU	FRI	SAT	SUN
1:00	1:00	1:00	1:00
2:00	2:00	2:00	2:00
3:00	3:00	3:00	3:00
4:00	4:00	4:00	4:00
5:00	5:00	5:00	5:00
6:00	6:00	6:00	6:00
7:00	7:00	7:00	7:00
8:00	8:00	8:00	8:00
9:00	9:00	9:00	9:00
10:00	10:00	10:00	10:00
11:00	11:00	11:00	11:00
12:00	12:00	12:00	12:00
13:00	13:00	13:00	13:00
14:00	14:00	14:00	14:00
15:00	15:00	15:00	15:00
16:00	16:00	16:00	16:00
17:00	17:00	17:00	17:00
18:00	18:00	18:00	18:00
19:00	19:00	19:00	19:00
20:00	20:00	20:00	20:00
21:00	21:00	21:00	21:00
22:00	22:00	22:00	22:00
23:00	23:00	23:00	23:00
24:00	24:00	24:00	24:00

お口元カード

Okuchimoto
Card

MONTH:

YEAR:

NAME:

AGE:

MON	TUE	WED
1:00	1:00	1:00
2:00	2:00	2:00
3:00	3:00	3:00
4:00	4:00	4:00
5:00	5:00	5:00
6:00	6:00	6:00
7:00	7:00	7:00
8:00	8:00	8:00
9:00	9:00	9:00
10:00	10:00	10:00
11:00	11:00	11:00
12:00	12:00	12:00
13:00	13:00	13:00
14:00	14:00	14:00
15:00	15:00	15:00
16:00	16:00	16:00
17:00	17:00	17:00
18:00	18:00	18:00
19:00	19:00	19:00
20:00	20:00	20:00
21:00	21:00	21:00
22:00	22:00	22:00
23:00	23:00	23:00
24:00	24:00	24:00

ている人は、追い立てられていることで集中できません。

そうならないためには、まず、物事の重要度によって優先順位を決めなければなりません。そして、**自分から進んで何かをやろうとすると、気合が入り集中力が増します。**

「やらなければならない」「やらされている」ではなく、自分から進んで「やりたい」になれば、集中力が増すのは当然のことです。

ネイティブアメリカンの考えを紹介すると、物事は締めきりを決めて取り組んで終わらせるのではなく、それができあがったときまでが、そのことにかかる必要な時間であるといいます。

チームとか大勢で仕事をしている場合、いつも当てはまる考え方ではありませんが、自分でコントロールできるときは、終わったときができあがったときだという気持ちで取り組むのもひとつの方法です。

感情と思考の「速さ」は違う

生きるためには、感じることが必要です。

自分が生活している環境の少しの変化も見落とさないようにし、そこから何かを感じるという習慣をつけなければなりません。ナンバでも、身体や心と対話をするということは、自分がどう感じているかということを指標にしています。人間は、思考して行動をする動物です。しかし、その思考したり行動したりする原動力として重要な役割を果たしているのは、個人個人の感情です。

そして、感情と思考は、全く違うスピードで作用するし、大きく異なるリズムをもっています。自分の感情とつきあうには、かなりの時間がかかります。ゆったりとした時間の流れのなかで感じる必要があります。感情に自分を任せて、意識してそれを味わってから、ナンバ的に処理をして対応します。ナンバ的に処理をするということは、自分の快・不快に従うということです。それが次の思考につながるし、行動にもつながっていきます。

しかし、現代社会は、スピード、スピードといって何にでも速さを求めます。速ければ速いほどいいという価値観がまかり通っています。しかし、陸上競技の一〇〇メートル走ではあるまいし、それだけの価値観でいいのでしょうか。

また、要求されている速さに応えようとばかりしていると、理性的時間のなかにだけいるようになります。**理性的時間というのは、決断する時間**と言い換えてもいいでしょう。そうすると、個人の感情を処理する感情的時間が、ますます少なくなってきます。

感情的時間とは、感じたり考えたりする時間といってもいいでしょう。大事な、自分の快・不快を感じることなく、次から次にただ動いているだけということになりかねません。

それでは、かえって余計に疲れるでしょうから、注意しなければなりません。

自分と向き合う時間をもつ

現代人は、一日の生活のなかでわずか一割しか意識的に動いていないという報告がります。そういう時間の使い方をしていると、無意識的に反応して動いているだけで、社会の操り人形として動かされているだけになります。そうなると、何の満足感も充実感ももつことができなくなってきます。あとに残るのは、暗い疲労感だけです。

または、時間に追いまくられているだけなのに、仕事をしているつもりになったり、充実しているつもりになったりと、思い違いを起こしやすいのです。そうすると、心と身体のバランスが崩れてきます。社会がスピード化することで、人間をロボット化しているのです。

理性に頼りすぎて、感情を圧迫しすぎているということです。

その理性というのも、じっくりと考えるということではありません。速く、速くと決断を迫られること。誰もがロボットになれれば問題ありませんが、人間は生身であるからさまざまな問題が生じてきます。ナンバで言っている自分の快・不快を無視すると、自分自身がなくなってしまいます。

対応策として、一日全部をゆったりと過ごせというのではありません。ましてや約束の時間に遅れてもいいということでもありません。約束の時間を守らなければ、信頼を失います。**スピードを求める理性的時間と、ゆっくり味わう感情的時間のバランスをとらなければ、元気になれないのです。**感情的時間を有効にもつためには、瞑想はもってこいでしょう。

私は、**「哲学の時間」**と呼んでいますが、ボーッと空を見て雲の動きなどを追いかける時間です。この時間は私には大切で、多くの人のなかで生きていて自分自身に返れる貴重な時間です。自分を見失わないためと、自分を確認する時間ですし、自分自身の感情を育てる時間でもあります。

本書の著者の一人である長谷川智は、妙宝瞑想《みょうほうめいそう》の指導も行っていますが、瞑想とは自分の魂と向きあい自分の我欲を知り、それに対処する時間だといっています。

また、彼は滝行も行っていますが、座って瞑想しただけでは対処できない場合は、荒行《あらぎょう》として滝に打たれ自分自身の魂と向きあうということでしょう。二人で話すと、私の「哲学の時間」も長谷川の瞑想や滝行も、自分と向きあうことでは同じで、社会のスピード化に流されないで自分をしっかりと見つめるということです。

また、たまには時計を外して、時間に縛られないで自分の感覚で生活してみるというのもひとつの方法です。いつも時計を見て時刻を気にしていれば、開放などとは程遠いことになります。太陽の位置でだいたいの時間はわかるし、自分の時間感覚と実際の時間の流れの違いもわかるようになってきます。そして、「まだ」とか「もう」と感じる感覚も大切にするようになります。

社会生活は時間に従いつつも、時間に縛られたり追いかけられたりしないことは現代社会では大事なことです。

あまりに時間に振りまわされて、元気をなくしている人が多いのではないでしょうか。

2 元気になるための生活リズム

自然のリズム、体内リズム

自然界には自然界のリズムがあり、人間には体内リズムがあります。そして、人間の体内リズムは、自然界のリズムに同調しています。

体内リズムとして、簡単に自覚できるものに心拍数や呼吸数があります。心拍数にしても、一年中一定かというとそうではなく、心拍数は夏に最大になり、冬は最低になります。そして、人間が生きていくための最低限の基礎代謝も夏に上がり、冬は低下します。だから、同じように食べていれば、冬には脂肪がつきやすくなります。

また、気づいているかどうかわかりませんが、九月は一月に比べ、髪の毛や爪の伸びが二倍くらいになります。季節のリズム、潮《しお》の干満のリズム、月の満ち欠けのリズムが、人間の体内リズムに影響を与えているのです。

人間は一日二十四時間というサイクルを基本的なリズムとしています。そして、一週間のリズム、一カ月のリズム、一年のリズムというもののなかで暮らしています。そういう自然のリズムと体内リズムを組み合わせて考えることも参考になるでしょう。

花粉症は「体質を変えてくれ」という身体の訴え

春になると、多くの人が花粉症に悩まされます。朝方に症状があらわれる花粉症には、朝になって薬を飲むよりも、前日の寝る前に薬を飲むほうが効果的です。しかし、薬で花粉症の症状は抑えられても、完治するとは思えません。

アレルギー症というのは、体質を変えてくれという身体からの訴えだと受け取るほうがいいでしょう。花粉症にかぎらずアトピーも喘息《ぜんそく》もアレルギー症です。遺伝もありますが、空気環境、飲み物や食べ物など口から入ってくるものや、生活の仕方によって体質が決まってきます。しかし、体質というものも、固定されたものではなく変わるものだということを理解しておかなければなりません。飲み物や食べ物を変え、空気環境など生活の仕方を変えることによって、体質も変えられます。そして、体質を変えることによって、アレルギー症から開放されることもあります。あなたもアレルギーがあるならば、試してみるといいでしょう。

ひとつの提案として、**ベジタリアン・デイ**というのがあります。

アレルギーの引き金となりやすい肉・魚・卵・乳製品などを一切とらない日をつくるということです。これはそんなに難しいことではありません。和食にすれば、米を主食に、野菜の煮物や味噌汁で対応できます。そういう意味でも、和食は最高でしょう。

ベジタリアン・デイを、一週間に何日にするかは、あなた次第です。すべてをベジタリアンにするのは抵抗があっても、週に何日かなら誰でも気楽に取り組めます。これは試みる価値がありますぞ。

痛み止めはほどほどに

痛み止めの薬を、いつでもバッグのなかに忍ばせている人も多いようです。あなたのバッグのなかはどうですか。

痛み止めの薬も飲まないにこしたことはないですが、もし飲むなら朝飲むほうが、胃への負担は少ないでしょう。夜に痛み止めの薬を飲むと、胃がただれることがあります。痛みが出たから、痛み止めの薬を飲むというのも、いかにも対症療法です。たぶん、痛みの何の解決にもならず、痛み止めの薬の量が増えていくだけです。これは要注意ですよ。

「痛み」をコーチにして、身体の動きや考え方を修正していくというナンバ的発想からいうと、なぜ痛いのかということを観察する必要があります。

痛みの原因となっているものは何か、その痛みは何とか緩和できないかと工夫する。

自分の身体と心の使い方の点検が必要であり、使い方に問題があれば使い方を変えればいいのです。

また、使い方でなくどうしても避けられない痛みなら、どう痛みをやり過ごすかを工夫すればいい。痛いからすぐ薬に頼るというのは、一種の依存であるから、やめるほうがいいでしょう。

ウツの傾向のある方は体内リズムに従った生活を

ウツの傾向のある人は、体内リズムに従って生活していないからかもしれません。昼夜が逆になって、夜活動して昼間寝ているようになっていることが、ウツの人には多いのです。また、食事の時間も内容もバランスを崩しています。簡単には生活を修正できないにしても、朝、太陽の光を浴びれば体内時計がリセットされるので、朝の太陽を浴びるように心がけるのもひとつの方法かもしれません。

ウツの傾向があるということは、心質の問題でもあります。何ごとに対しても不安を感じたり恐怖感が強かったりすると、ウツになりやすくなります。

自分の心が楽しめるようなことを探すほうがいいでしょう。それは本を読むことでもいいし、映画を観ることでもいい、音楽を聴くことでも、人に会うことでもいい。自分が楽しくなることを見つけるようにすることです。

それと、部屋にこもらないようにすること。できるだけ外に出て多くの刺激を受け、そのなかからも楽しいことを探す。室内にいるよりも屋外に出たほうが、自由で開放されたような気になるでしょう。

外に出れば嫌なこともありますが、楽しいこともたくさんあります。楽しいことを求めて、外に出ていけばいいでしょう。

一日の生活の送り方が、長期間のうちには心と身体に大きな影響を及ぼします。どういうリズムで一日を過ごせば元気になるかを工夫するようにしましょう。

3 経過を見る

酒の経過を見る私

私は、酒が好きで毎日のように飲みます。それも何十年も飲み続けています。別に酒が強いわけではないのですが、酒が好きなのです。それでも、自分のその日の適量というのがなかなか難しい。私のその日の適量というのは、次の日の朝、目覚めたときに、酒が残ってなくて、すっきりと起きられるということです。こんな簡単そうなことが、日々の修行の課題となって歳を重ねています。同じ量の酒を飲んでも、その日の体調や心調によって次の日の酒の吸収の仕方や残り方が違います。

また、四季折々でも違うし、雨か晴れかでも違います。私にとっては、なかなか難しい課題です。

だいたい私は、一杯目の酒から酔っ払っています。

あとはどれくらい飲むかですが、酒が好きなだけに止め時が難しい。毎朝すっきり目覚めるのを目指していますが、未熟者ゆえ、そういう日はまだまだ少ないのです。起きて一時間くらいで酒が消えれば、それは合格とするしかない。しかし、時には昼まで、ひどいときは夕方まで酒が残っていることがあります。そういうときは、後悔と反省に襲われて、仕事になりません。厄介《やっかい》なのは、酒を飲んでいるときは当然気持ちがいいのですが、二日酔いでもその状態を楽しんでしまうことです。

最近は、酒を飲みながら水も飲んでいます。酒で酔いながら、水で分解しているという状態です。これは一種の試みで、水も一緒に飲めば酔いが醒めるかというと、酒の量が水を上回っているのでそんなことはありません。ただ、少々トイレが近くなる。それ以外には、何も変わらないので目下、取り組み中です。

このように毎日、飽きもせず酒の経過を見ています。いまだ「これだ」という極意をつかめないから、今日も修行のように酒を飲むしかない。これも、楽しい修行だと言い聞かせつつ。

みなさんは、私のように酒を飲むことを修行にする必要はありません。しかし、一日のなかで飲んでいるときだけが楽しいとか、浮世《うきよ》を忘れられるなどといっていてはいけません。飲んで楽しかった夜が終わり、一夜明けた朝はどうかと、その経過を見ることが大事です。何事でもそのときだけで終わらせては、物事の半分しか理解できません。それ以前、以後で、その時々でどうなったか、その経過にも注目する必要があります。

食べ物・飲み物の経過

食べ物や飲み物は、基本的には、身体が何をほしがっているか身体の声を聞いて決めましょう。

そのときに、季節感や旬《しゅん》の食べ物を忘れないようにすることです。

しかし、それが本当に身体の声かどうか、たんなる自分の好みの偏りになっていないかも、たしかめなければいけません。そのために、ここ二、三日何を食べてきたかを思い出します。そして、これから先二、三日で食べることが決まっているものはないかと考えます。それと身体の声を照らしあわせて、いま食べるものを決めるようにします。

そして、一番簡単な経過は、身体に入ってから出ていくまでです。食べたり飲んだりするときには、摂取・消化吸収・排泄《はいせつ》までの経過を見るようにしましょう。

一つの考え方として、**一日二十四時間を摂取・消化吸収・排泄と三つの時間帯に分けます。**三つの時間帯に分けるから、単純計算ではそれぞれ八時間です。胃腸などの働きから見ても、それが妥当と思われます。具体的な例として考えれば、

摂取する時間帯　　：午後一時～午後九時
消化吸収する時間帯：午後九時～午前五時
排泄する時間帯　　：午前五時～午後一時

となります。そうすると朝食は、必然的に食べられなくなります。朝食を食べようと思って時間帯をずらすと、今度は夕食が食べられなくなります。摂取する八時間の時間帯で食べようと思うと、無理をすれば三食食べられますが、一日二食でもいいのではないかと思います。発育発達の途上にある成長期の青少年には無理でしょうが、もう成人していれば、そん

なものでもいいと思います。

この考え方は、胃腸の働きと休め方から見ても非常にいいでしょう。固形物を摂るのは八時間で、あとの十六時間は固形物が体内に入ってきません。胃腸が消化吸収で働き、休むということを考えれば理にかなっています。起きている間じゅう食べ続けていれば、胃腸が休む暇がありません。便秘になったり胃が重くなるのは当然です。胃腸を休めてやるということを考えなければなりません。私はこのサイクルで生活をしているので、便秘などとは無縁です。

私は、こういう時間帯に従って五年以上生活していますが、いたって身体は調子よく元気です。この「調子のよさ」は、逆説的ですが、**きっちり守ろうとしないから維持できている**のです。時には、羽目を外した生活もしている。けれど、ひとつの考え方として実行してみて面白いと感じてもいます。


食べているときの感覚は、誰でも大事にするし、味わうことは簡単です。しかし、その後の感覚は無視している人が多い。カレーを食べて運動すれば、胸焼けがするので感じることはあっても、それ以外はほとんど無頓着です。それではいけません。

食べたものが身体と心にどう影響しているかは、食べたあと、自分がどう変化しているかということに敏感にならなければなりません。今日の自分は、昨日かそれ以前に食べたもので動いています。食べたものが、消化吸収され自分がどう変化しているかを楽しむようにします。そうすれば、どういう食べ物が自分にあっていて、どういう食べ物が自分にあっていないかもわかってきます。また、季節によっても、何を食べれば元気になるかもわかるようになります。

これを食べれば自分は元気になるという食品をいくつかもっていれば、元気になりたいときにはそれを食べればいいのです。

運動の経過

運動は身体にいいとか、運動すれば元気になるとか言われています。私も体育教師として、そう言わなければならないのかもしれません。しかし、それは自分自身で試してみて、体感して決めることです。

エアロビクスダンスのように、大音量で音楽を流し大声を出して踊れば、踊っている最中は恍惚《こうこつ》として気持ちがいいのかもしれません。しかし、それはただたんに自分を忘れて舞いあがっているだけでしょう。ですから、踊り終わって二時間もすれば、どっと疲労感に襲われ、何もしたくなくなります。そういうのはいい運動とはいえません。

音楽に合わせて踊るにしても、身体の感覚まで感じなくなるほど舞いあがってはいけません。**身体がどう感じているかを、感じながらできる運動でなければならない**のです。動いているとき身体はどう感じているか、動き終わった後、身体はどう感じているかを観察することが大事です。

できるだけ「ねじらず」「うねらず」「ふんばらず」というナンバ的な動きを組み合わせた「ナンバビクス」は、動いているときも身体全体を無理なく無駄なく使うので、非常に気持ちよく感じます。そして、動き終わった後も風呂上がりのような気持ちよさが持続します。

ナンバ的な動きで運動したり楽器を演奏したりするときは、動く前、演奏する前より身体が気持ちよくなっているかどうかを、うまく動けたかどうかの基準にします。また、気持ちよさを探しながら動くので、心のほうも元気になり、やる気が出てきます。ですから、運動した後、演奏した後に、次のことに元気に取りかかることができるのです。

人はそれぞれの体質や心質をもっているので、自分に何が合っているかは自分で試すよりほかありません。

やる前から、ジョギングがいい、水泳がいい、自転車がいいと決めつけてかからないことです。自分でいろんな運動を試してみて、運動中の身体や心の感じ方を見てみる。そして、運動後何時間か、何日間かの身体や心の変化を観察してみます。

自分にあった運動を選んでいく。そのときは、自分自身の快・不快を基準にします。そして運動するときには、運動量を上げようとするのではなく、運動の質を上げようと取り組むようにします。

「ながら運動」が一番よくない

自分の運動中の身体や心の感覚に耳を澄ますためには、運動に集中しなければいけません。

ながら運動では、数や量をこなすだけのトレーニングになり、たんなる身体への刺激になってしまうし、それは労働と同じことです。運動には、回数や時間などのノルマを課してはなりません。運動をノルマとしてとらえると、とたんに運動から楽しさが奪われます。身体の動かし方を重視しないで、誰がやっても同じ効果があるなどという体操や運動はマヤカシといえるでしょう。

運動とは、練習すればするだけ熟練し、身体を器用に使えるようにならなければならないものです。そうすれば、日常生活での身のこなしも洗練されてきて、日常生活の動きにも工夫ができるようになります。そうでないと、運動をやっていても面白くないし、面白くないから続かない。こういう悪循環に陥らないために、ナンバはあるのです。

また、生活のなかで運動する時間もとれないくらいなのに、元気なら、運動しなくてもいいでしょう。むしろ、私のほうこそ、運動を必要と感じない人に、運動しないで元気が出る方法を教えてもらいたいものです。歩いているときにも、イヤホンで音楽を聴きたいくらいなら、歩かないで、じっと止まって聴けばいい。運動に集中できないくらい、そんなに忙しいのかと言いたくもなります。

何度も言いますが、ながら運動では、運動の精度である質が上がりません。それは、健康機器といわれるものを使用して運動しても、全く同じことです。

同じ運動を続けても、もっとうまくなるという目標がなければいけません。

それが向上心であるし、そういうものがないと長く続けることはできません。

ナンバ的な動きは、誰でもすぐにできますが、その動きの精度を上げていくためには、自分自身と対話を行いながらより楽に、より効率的にと、動き自体に目を向けなければならないのです。

それがナンバの奥の深さです。

ナンバ歩きをとっても、歩いているときはいつも精度を上げようと取り組んでいます。そうすれば、**いつでもどんな動きでもナンバの練習になります**。

そして、ひとつの動きの精度を上げることが、日常のさまざまな動きと関連しヒントとなり、すべての動きの精度を上げるもととならなければいけません。運動は運動、日常生活の動きは別と分けるようなものではありません。

すべての動きには共通性があります。

特別な場所に行かなければとか、特別なものを着たり履いたりしなければ運動できないと考えている考え方がいけないのです。普段着のまま、礼装のまま、それで動きを探索していく。

運動は、特別なものと考えない。

我々はみんな動いている、その動きを使って遊べばいい。より気持ちのいいほうにと自分の身体を使って遊べば、それがナンバの動きになります。

風邪の経過を見る

私は、病院に見舞いに行ってもあの雰囲気だけで逆に病気になるのではないかと思うし、注射も嫌いです。病気がそんなに怖いわけではないのですが、臆病なのです。風邪に対しても、風邪自体が嫌なのではなく寝こむことが嫌なのです。

私は、ここ何年も、注射嫌いからインフルエンザの予防注射も打ったことがありませんが、インフルエンザに罹《かか》っていません。普通の風邪で、寝こむこともほとんどない。たんに、風邪もひかない馬鹿なだけかもしれませんんが。

私の場合、風邪をひきそうになると身体が教えてくれます。背中がゾクゾクして寒気がしたり、鼻がぐずったりと身体が話しかけてきます。この声をよく聴くようにしています。

そうすると私は、それ以後に何があってもすべてキャンセルしてまっすぐ家に帰ります。そして、布団にくるまって一時間ほど眠ります。起きると、ゆっくりと風呂に入って温まります。そうすると、風邪をひきません。いや正確には、風邪をひいて治った状態になっている。身体が風邪の兆候を話しかけてきて、まっすぐ帰って寝ている間に、風邪をひき、治っているという経過をたどります。

大事なことは、**身体が風邪の兆候を話しかけてきたとき、以後をすべてキャンセルしてまっすぐ帰れるかどうか**です。しかし、そこでウジウジと体調不良のまま対応しても、ろくなことはできません。それどころか、そんな変ながんばりをすると、発熱して二、三日寝こむことになり、結果的に周りにも迷惑をかけるし、自分にとっても大いなる無駄な時間を過ごすことになります。

それだけならいいのですが、元気のレベルも最低になり、風邪が治っても元気のレベルを上げるのが大変です。

要は、**自分のわがままで半日を犠牲にするか、そのとき見栄を張って、そのあと二、三日寝こむほうをとるか**ということです。もっとウジウジしている人は、風邪をこじらせて一週間以上もグズグズしています。そういう人は、いかに自分の人生を無駄に過ごしているかに気がつかない人です。

普段から周りの人たちに誠意をもって接していれば、風邪をひきそうなときにまっすぐ帰っても大概は許してもらえるものです。

たかが半日のわがままです。

あなたも、これくらいのわがままは許されるでしょうから、参考にしてください。

それ以前に大事なことは、風邪なんかひかないぞという強い気合をもって生きることです。

風邪をひくのは、身体と心の油断でもあります。風邪なんかひいている場合ではないと、風邪を寄せつけない迫力が必要です。

お元気体操
Ogenki Taisou

フワフワ羽ばたき
FUWAFUWA Habataki

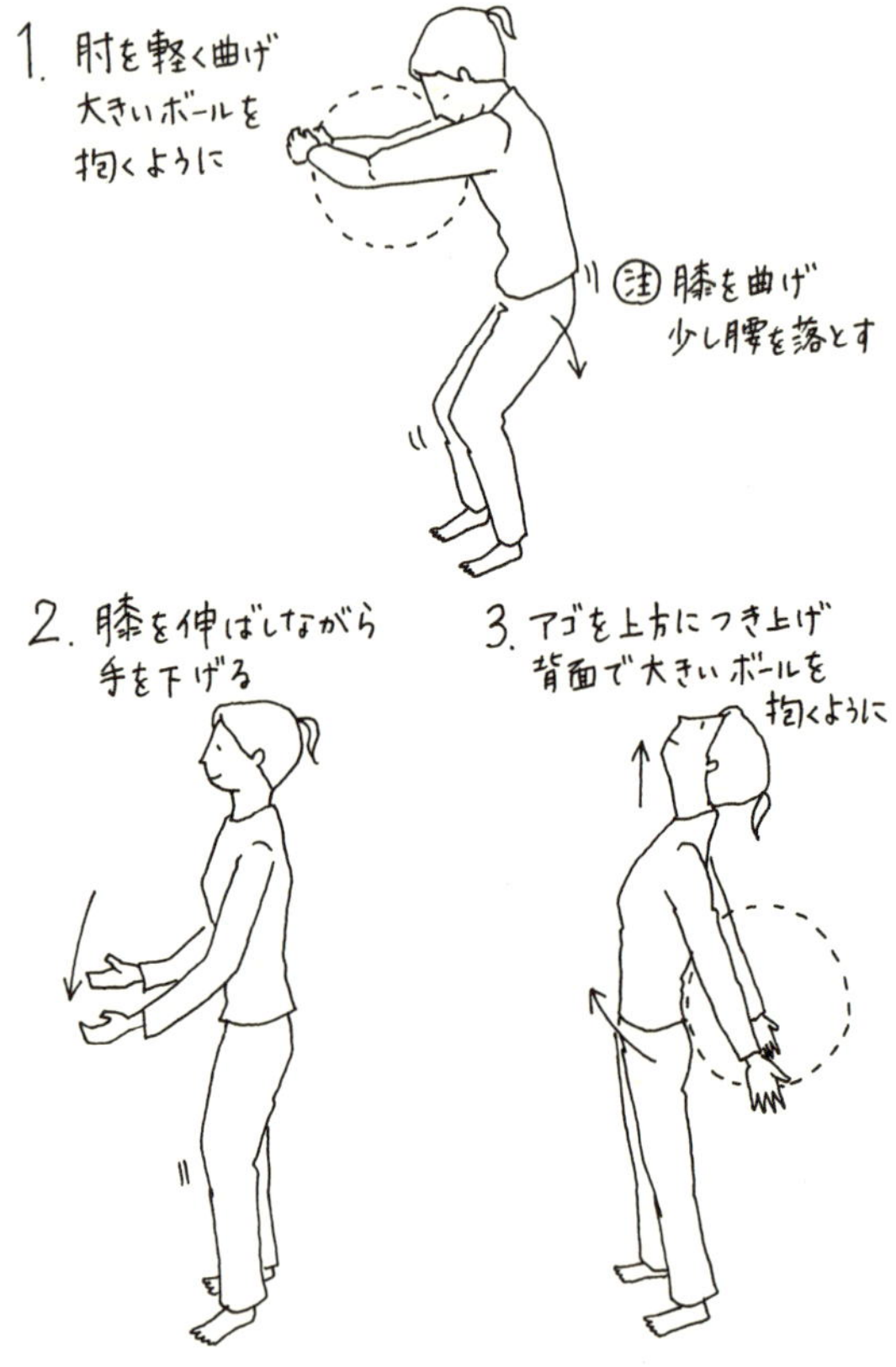

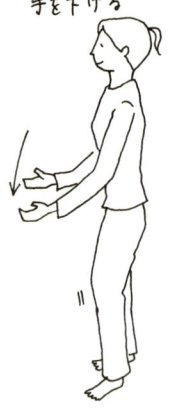

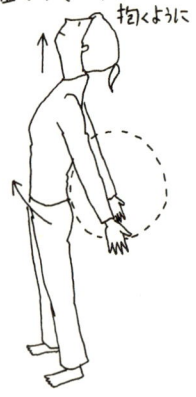

1. 肘を軽く曲げ
大きいボールを
抱くように
注 膝を曲げ
少し腰を落とす
2. 膝を伸ばしながら
手を下げる
3. アゴを上方につき上げ
背面で大きいボールを
抱くように

効果 Effect

胸・のど・背中・腰が
軽くなります

動きのコツ Point

胸の前・顔と背中・後頭部で
球を抱えるイメージで骨盤を
移動させる方向とタイミング
を工夫してください

第5章

「自然の力」で元気になる

ナンバは、野性だ！

ナンバは、自分自身の心と身体の野性を大事にする。そして、自分の野性は自然のなかで息づく。それを都会にもちこめるか。

ご購入、誠にありがとうございます。
ご感想、ご意見をお聞かせ下さい。

① この本の書名

② この本をお求めになった書店

③ この本をお知りになったきっかけ

④ ご自由にどうぞ

※ ご意見、ご感想を、新聞、雑誌広告、弊社ホームページ等で匿名にて

1. 掲載してもよい。　　2. 掲載しては困る。

恐れ入ります
切手を
お貼り下さい

ミシマ 152-0035

東京都目黒区自由が丘 2-6-13

株式会社 ミシマ社

編集部行

フリガナ

お名前　　男性、女性　　歳

〒

ご住所

(　　　)

お仕事、学校名

E-mail

★ご記入いただいた個人情報は、今後の出版企画の参考として以外は利用致しません。

1 太陽・月・故郷は元気の基本

「自然」とどうつきあえば元気になれるか

我々は、日常生活のなかでも「自然」という言葉をよく使います。しかし、ふりかえってみて、あなたが子どものころに「自然」などと言っていましたか。「自然」という言葉は、はるか後になって覚えて使うようになった言葉のはずです。

子どものころに使う言葉は、「自然」ではなく、「山」「海」「川」あるいは「樹」「土」です。いま考えると、山も海も川も自然の一部です。しかし、子どものころは、自然といって、いろんなものをひとくくりにすることはありませんでした。「太陽」「月」「星」といっても、それらを「宇宙」と言わなかったように。

東洋では、人間は自然と共存するという思想があり、西洋では、自然を征服するという思想があります。しかし、「自然」と言った場合、どうも人間がその自然のなかに入っていないようなニュアンスを感じます。「自然」というものに対比して「人間」があるような気がしてなりません。

日本でも、自然と共存すると言いながら、山を切り崩し、海を埋め立て、川をダムでせき止め、土をコンクリートやアスファルトで覆ってきました。これらが、自然破壊や環境破壊といわれています。自然に対して、人間の都合のいいように手を加えてきたということです。

ここでは、自然保護とか環境保護を言う気はありません。**自然とどうつきあえば、元気になれるか**ということを考えます。

「自然のなかで暮らしたい」「自然に囲まれて暮らしたい」と人は簡単に言います。そう言われても、漠然としていて、どんな場所で暮らしたいのかはわかりません。しかし、「水辺で暮らしたい」「樹に囲まれて暮らしたい」と言われると、探しようが出てきます。

私は、風のなかで暮らしたい。

あるときは静かに、またあるときは激しく、そして自由に。

水の力

私は、高知県の川に近いところで生まれ育ったので、水にはなんともいえない懐かしさがあります。高知の川といってもよく知られている四万十《しまんと》川ではなく、仁淀《によど》川です。四季折々に仁淀川で遊びました。泳いだり、魚釣りをしたり、河原を駆けずりまわったりしたものです。そして、海までも、子どもの脚で自転車で少しこげば行けました。だからなのか、川とか海とか水を見ると落ち着き、安心します。

当然、台風銀座の高知であるから、水の怖さも十分に体験しました。そして、小さいころ、泳ぎを覚えるために川で練習し、流されおぼれそうになったこともあります。あのまま流されて、おぼれていれば、いまの自分はこの世にはありません。しかし、不思議と水に対する恐怖感はもっていません。

ビルとコンクリートに閉ざされた都会で暮らしていると、ふと海が見たくなったり、川が見たくなったりすることがあります。そして、川面《かわも》や海を眺めているだけで心が元気になってきます。それは、**人間は水を見ると、なぜかゆったりとして心が和《なご》み、争い事などをしなくなる**ということが昔から経験的に知られているからでしょう。人間ばかりでなく、馬や牛など動物も、豊かな水のあるところでは、争いはないといいます。

水には、胎児のころに母親のお腹の安全で居心地のいい羊水のなかにいたときの、記憶を呼び覚ます働きがあるのかもしれません。

心が疲れてきたなと思うときに、豊かな水を求めてちょっと足を伸ばしてみるのも元気になるひとつのヒントです。試してみてください。

また、近くに川や海があるのに、それをゆっくり眺めていない自分に気がついたとき、あなたならどうしますか。

「そんなに忙しそうに生きているから元気がなくなるんだ」という警告として受け取り、すぐ水辺に行ってぼんやりすればいいでしょう。それができたら、次に水に触ってみましょう。きっと、忘れていた遠い感覚が呼び戻されます。そうすれば、自然と元気が湧いてきます。水には、そんな力があります。

泳ぎも、心が開放される効果的な動きです。

海や川でのんびりと泳ぐとき、なんだか違う世界のなかで動いている自分を感じませんか。

水の浮力によって、いつもの地上で動いているときと、全く違った感覚に襲われます。それは、不快ではなく、むしろ面白い感覚ではないでしょうか。

私はそれを、「快」と感じます。

また、**潜《もぐ》ってみるのもいい**ものです。水のなかの世界を体感し、眺めてみるのも、宇宙に飛び出したような感覚を覚えます。海や川に行けなくても、プールでも、それに近いことは味わえるはずです。最悪の場合は、風呂だっていい。私は毎晩、風呂に浸《つ》かり、ゆったりと手足を動かして異次元の世界を身体から体験しています。

樹が与えてくれるもの

森のなかや樹がうっそうと生い茂っているところに入っていくと、夏でもひんやりとして非常に気持ちがいいのは誰にでも経験があるでしょう。最近では、夏の暑さを和らげるために、家の周りに樹や植物を植える人も少なくありません。

森林浴をすれば、気持ちがよく元気になるということも経験的に知られています。それは、樹木が出すフィトンチッドという芳香成分が食欲を増進させ、新陳代謝を高め、精神を安定させて集中力を高めるからでしょう。

そして、フィトンチッドが樹から発散される量が多いのが、若葉がいっせいに芽吹く春の季節、時間は午前九時から十二時のあいだです。人間にもホルモンを分泌《ぶんぴつ》する時間帯がありますが、樹にも同じように時間帯があります。だから、森林浴の効果を得たいのなら、午前中に行うほうがより効果的です。森林浴というのは、新緑のころに行うもので、秋や冬には森林浴と言わないのはおわかりだと思います。

森や樹の茂るなかに入っていき、大きく深呼吸をし、軽く散歩でもします。それもナンバ歩きで。そうすると、自分の心身のリズムが、自然に森や樹のリズムと調和してくるのを感じるものです。それを感じることで、元気も呼び起こされます。

また、「目に青葉　山ホトトギス　初鰹《はつがつお》」と我々は春をたたえてきました。木の葉の緑というものも、心を落ち着かせてくれます。これは近くで見ようが、遠くから眺めようが、同じように緑は心を落ち着かせてくれます。

そして、秋には、紅葉という色彩の変化も見せてくれます。昔から、**紅葉狩り**などという風流な習慣もあります。目を楽しませてくれるというのは、元気を呼び起こしてくれるということです。視野が狭くならないよう、下ばかり向いていないよう、木の葉を求めて目を自由にしておいたほうがいいと思います。

山歩きや山登りも、ただたんに目標地点を目指すのではなく、周りの景色も十分に楽しむことが大切です。それはゴルフ場に行ってプレーしても、スコアばかりに汲々《きゅうきゅう》とするのではなく、せっかくだから景色も楽しんでこなくては。景色を楽しめるというのは、心の余裕でもあり、心の開放につながります。

樹には、樹齢何十年というものや一〇〇年を越すものも少なくありません。そんな樹には、樹の精が宿っています。ネイティブアメリカンも石や岩などさまざまなものに精霊が宿るとして見ていますが、日本人も八百万《やおよろず》の神という考えをもち、樹も神として見ています。だから、眺めるだけではもったいない。

そんな樹に出会ったら、抱きついてみることです。抱きついてみて、初めて感じられる何かもありますから。

人間のもっている触覚というのも、ふりかえってみれば人工物ばかりしか触っていないことに気がつくでしょう。たまには、長く生きている樹に触ってみるのも悪くはないものです。それどころか、元気をもらえるかもしれません。

日光浴で元気

最近は男性も女性も、まことに色が白い。日光に当たっていないのではないかと、他人事《ひとごと》ながら心配になります。紫外線の害を意識しすぎているのかもしれないし、肌の白いのが美的価値であると思っているのかもしれません。

私などは、学生から「先生、また茶色になっているけど大丈夫ですか」などと言われる始末です。

私は職業柄、太陽の下のグラウンドで仕事をしていることが多く、結果、自然に太陽と友だち関係になりました。

それに、高知県生まれであるから、日光を吸収しやすくできているのか、一年じゅう陽《ひ》に焼けています。自分では、だから元気なんだと変に納得しているのですが。

太陽を喰らう

いろんな国や地方で、太陽を崇《あが》めるということが行われてきました。日本にも、太陽を崇めるという風習が昔からあります。伊勢神宮にも、太陽は祀《まつ》られています。太陽に関する面白い話を、歴史から拾ってみましょう。

戦国時代の勇敢な武将であった独眼竜《どくがんりゅう》政宗こと伊達政宗《だてまさむね》を紹介しましょう。奥州伊達家に生まれた政宗は、幼名を梵天丸《ぼんてんまる》といいます。幼少のころに疱瘡《ほうそう》を患い、顔中に斑点が残ったばかりか右目を失いました。以後、人々は、彼のことを独眼竜政宗と呼ぶようになります。

成人しての政宗の武勇は世に聞こえているし、常に天下を狙っていました。しかし、天下を取るには、地理的にいかにも北すぎました。政宗は、『新続古今集《しんしょくこきんしゅう》』にも詩が載るほどで、歌人としての一面ももっていました。政宗が晩年につくった巧みな詩の第一句は、次のものです。

馬上少年過ぐ
世平《たい》らかにして白髪多し
残軀《ざんく》天の赦《ゆる》すところ
楽しまざるをこれ如何《いかん》とせん

私も、いつかこのような詩をつくってみたいと思っていますが、ともあれ、政宗は、文武一道を地でいっていたのです。そういう意味で、独眼竜政宗は、私にとって非常に魅力的な武将です。

その政宗も幼少の折は、身体が極端に弱かった。乳母の喜多《きた》は、政宗の身体と、陰気さ、気おくれ、並外れた臆病をどうやって拭《ぬぐ》おうかと苦慮しました。そこで思いついたのが「太陽を喰らう」ということです。いまとはかなり発想が違いますが、現代でも大いに意味をもちそうです。

乳母は毎朝、陽《ひ》の出に政宗を城から太陽に向かわせ「若様、朝の陽を飲みなされ、出来立ての陽はおいしゅうございますでな」とかいがいしく世話をしたといいます。政宗も素直に大口を開け、毎朝真剣に陽を食べようとしたといいます。私には、理屈抜きに納得できる話です。このことだけで後年の独眼竜政宗がたくましくなったとは思えませんが、何か大きな意味を感じます（司馬遼太郎の小説『馬上少年過ぐ』より）。

南奥羽は、心霊に満ちた地で、月山《がっさん》を主峰とする湯殿山には羽黒修験道《しゅげんどう》の行者たちが住んでいました。「太陽を喰らう」という言い伝えが残っていても、なんらおかしくありません。

現在、山伏でもある長谷川は、毎年八月になると湯殿山に入り山を駆け、滝行を行い、瞑想をして厳しい山伏修行を一カ月近く行っています。独眼竜政宗の話をすると、それはありそうですねと納得していました。

朝日を浴びて元気生活

朝、起きがけに太陽の光を浴びるのは気持ちがいい。
それを気持ちよく感じないようなら、何かのバランスが崩れています。
海外旅行では、時差ぼけに悩まされます。時差ぼけを速やかに解消するには、現地の朝の太陽の光を膝の裏に当ててやればいいという報告もあります。海外から日本に帰ってきても同じことです。

朝の通勤や通学の電車のなかなどにいる人たちは、本当にこれから仕事ができるのかと他人事ながら心配になるくらい生気がないように思えます。昼間ボーッとしている人は、ぜひ朝日を浴びるということを試してもらいたい。

朝日を浴びることで、体内時計がリセットされて正常なリズムに戻ります。日本にいて、時差ぼけ状態になっているのでは情けないことです。朝から元気が出なければ、どうやって一日を過ごすのでしょう。

太陽の光を浴びるということは、心身ともに元気になることだと思います。紫外線の害を心配するなどというくだらないことを考えないで、晴れた日には全身で太陽の光を浴びるようにしましょう。浴びる時間は人それぞれで考えればいい。太陽の光を目で感じるだけでも違ってきます。

また、太陽を意識すれば、空の色の変化にも敏感になります。そして、雲が自由に形を変えるのを見ていれば、心までが元気になります。

また現代人は、子どもから大人まで、朝日が昇るのも夕日が沈むのも見たことがないという人が多いようです。

太陽の出ている時間に活動するということを考えれば、おかしな話です。

太陽の昇る時間に活動を始めて、沈めば一日は終わりです。私の仕事は、そういうふうにしています。**太陽が空にある時間だけが、仕事の時間帯**です。なにもご来光を拝むなどと特別視しないで、毎日、太陽とともに生活をすればいい。

それで時間が足りないなどということは、何かがおかしいのではないでしょうか。

月光浴でマイナス感情を静める

昼間は太陽ですが、夜は月です。

よく太陽は男性に、月は女性にたとえられます。

夜空には新月から満月まで、毎夜、姿形を変えて月が出ています。そして、女性の生理の周期は月の満ち欠けと関連しているとも言われています。生理不順に悩まされている女性は、毎夜月を見るようにするのもひとつの方法でしょう。

最近、月を見たことがあるか思いかえしてみましょう。また、月を見ようとすれば、星や夜空の色まで見えてきます。そういう触れあい方を忘れてはいけません。

悲しみや汚《けが》れは、月の光で洗い落とすというのもあります。月光浴です。夜はどうしても感情の働きが活発になります。そして、夜ひとりで面白くて笑い出す人はいませんが、悲しくて涙を流す人はいます。

夜は、マイナスの感情が増幅しやすいのです。

そこで、そういうマイナスの感情を、月の光を浴びて洗い落とすようにします。じっと月を見ていれば、心安らぎ、マイナスの感情も静まってきます。

自分の守り神としての星を決める

星にも力があります。昔から一番星に願いをかけたりということも行われています。

ここでは、北斗七星にまつわる話を、歴史から見てみましょう。

徳川末期にあらわれ、北辰一刀流《ほくしんいっとうりゅう》を打ちたてた剣豪の千葉周作《ちばしゅうさく》がいます。千葉周作は奥州の生まれで、その父が北辰夢想流《むそうりゅう》という剣道の流儀を打ちたて、周作がその手ほどきを受け江戸に出て、江戸で一刀流の免許皆伝まで受けました。

しかし、その免許を返上し独自に北辰一刀流を打ちたて、一世を風靡《ふうび》しました。千葉周作は、摩訶不思議《まかふしぎ》なものが混ざっていた剣術から、余分なものをそぎ落とし合理的に体系化した剣術を編み出し、世に広めました。その教授法も効率的で、技術向上にも多大なる功績を残しました。日本の体育学の創始者と言ってもいいのではないでしょうか。

北辰というのは、みんなに馴染《なじ》みのある北斗七星のことです。

誰もが、小さいころに、夜空を見上げて北斗七星を探した経験があると思います。そして、古代中国には北斗七星を神として祀る土俗信仰があり、それが仏教とともに日本に渡ってきて「妙見《みょうけん》さま」として諸国に広まりました。千葉周作も、生まれたときから妙見さまといって北斗七星を唯一信仰してきました。

こんなふうに、私たちも、自分の守り神としての星を決めて空を眺めるのもいいかもしれません。

故郷のパワー

私は、高校卒業まで高知で生まれ育ち、大学から東京に出てきました。もう、高知で過ごした年月よりも東京のほうがはるかに長くなってきました。しかし、どこに行こうと私は土佐人には変わりありません。いつまでも土佐弁が残り、高知は大好きな故郷です。

たまに高知に帰ります。小さいころに見慣れていた山や河が目に映ります。そうすると、なぜだか知らないが、元気になる。故郷の山や河を見ると、いろんな思い出も蘇《よみがえ》ってくる。そして、思い出は不思議なことに楽しい思い出ばかりになっている。悲しいことや苦しいこともいっぱいあったはずなのに、長い時の流れによって浄化されたのか、すべて楽しいものに転化されているのです。故郷の風景は、自分の脳裏に鮮やかに刻みこまれていることに驚きます。そして、その風景は、自分に安らぎと元気を与えてくれます。不思議な体験です。

石川啄木は、

「ふるさとの山に向ひて言ふことなし
　ふるさとの山はありがたきかな」

室生犀星《むろうさいせい》は、

「ふるさとは遠きにありて思ふもの
　そして悲しくうたふもの」

と詠んでいます。

故郷というものは、自分にとっての自然という原風景であるとも言えます。

また、故郷の空気、水、食べ物は、自分に一番あっているように感じ、元気が湧いてきます。高校時代くらいまでに吸っていた空気、飲んでいた水、食べていたものが自分をつくってきました。そして、食にかんする好みは、このころに何を食べていたかによって決まってくるともいいます。歳をとると、子どものころ食べたものを食べたくなるのは、自然なことです。そういうものを、身体のなかに取り入れると、生きかえったように元気になります。

そういう体験は、誰にもあるのではないでしょうか。

北海道を故郷にもつ人が、沖縄のゴーヤを食べても元気にならないし、沖縄を故郷にもつ人が、北海道のホッケを食べても元気にはなりません。たまに好みで食べることは、問題はないですが。

「身土不二《しんどふじ》」という考え方は、自分の生まれ育った土地で採れる自然の恵みを旬のときに摂ることが、身体にも自然であるし、一番いいということです。だから、洋食ではなく和食が一番あっているといえます。

自分の身体も心も、小さかったころのことをしっかりと覚えているのです。

元気になりたかったら、故郷に帰ればいい。故郷がないという人は、自分なりの故郷をつくればいい。自分は、どこへ行けば元気になるのかという基準で、自分なりの故郷をつくればいいのです。

故郷から元気をもらってみませんか。

2

四季と触れあう元気術

火吹き達磨・大村益次郎の季節の挨拶

幕末に彗星《すいせい》のようにあらわれた、長州の火吹き達磨《だるま》こと大村益次郎《おおむらますじろう》という人物がいます。容貌があまりに異相《いそう》だったので、火吹き達磨《だるま》と呼ばれました。大村益次郎は、緒方洪庵《おがたこうあん》の塾で学び、塾頭まで勤めあげました。福沢諭吉の先輩に当たります。そして、火吹き達磨は、西洋医学を学びましたが、時代の要請で西洋式軍学に手を染めました。西洋式軍隊の軍制を取りいれ、諸制度、諸施設を創始した日本軍隊の祖として歴史に名を残しました。

大村益次郎が西洋軍隊式の動きを取りいれたおかげで、ナンバ的な動きが影を潜《ひそ》めたのかもしれません。そしていま、我々が歴史に埋もれたナンバ的な動きを発掘し工夫しようとしています。そう思えば、大村益次郎とは、歴史を越えた結びつきを感じます。

その火吹き達磨は、近所の村人に「先生、お暑うございます」と挨拶されると「夏は暑いのが当然」、寒中、「お寒うございます」と言えば、「寒中はこんなものです」とそっけなく返しました。およそ人間関係の潤滑油というものをもちあわせないで生きていたのが、火吹き達磨こと大村益次郎です。

私は、必要最小限の言葉で的確にしゃべった、この愛すべき無愛想な合理主義者である火吹き達磨が大好きです。

「夏は暑い、冬は寒い」が崩れたために

火吹き達磨のように、夏は暑いもの、冬は寒いものといって受けいれられたらナンバの極意ですが、最近の気候はそうもいきません。

冬は暖冬気味で、強烈な寒さを味わうことが少なくなりました。また、家の密閉度が上がり、隙間風なども入りにくくなってきました。その分、換気には気をつけなければならなく

なったのです。また、着るものの素材がよくなってきたので、昔ほど厚着をしなくても十分に温かくなりました。

しかし、寒いからといって、室内にこもりきりでは元気が出なくなります。日光に当たることの不足からくる冬型うつ病というものもあります。これは、季節とホルモン分泌との関係によります。

冬型うつ病は、眠り病にかかったように睡眠時間が異常に長くなり、食欲が増し炭水化物をほしがるようになります。二、三カ月で、体重が五キログラム以上も増えることもあります。冬にこのような傾向になる人は、注意したほうがいいでしょう。対策としては、**一日二時間以上、太陽の光を浴びること**。身体で浴びなくても目で太陽の光を見るだけでも効果があります。

「子どもは風の子」といって、寒中でも子どもは元気に外を走りまわっていました。**大人になっても、寒さを感じに外に出ることは大事なことです**。皮膚で寒さを十分に感じ、室内に入って温かさを感じます。寒さを知っていればこそ、温かさのありがたさが身にしみるというものです。

季節の食材を摂る元気術

冬に身体を冷やして、元気をなくしている人も多い。たいていの人は、室温や着るものなど外的な条件は、自分でコントロールして気をつかい、温かくしています。しかし、身体のなかから冷やしている人もいます。

食べ物には、身体を冷やすものと温かくするものがあります。いまの食材からは、季節感が失われているのは困ったものです。一年じゅう、季節感もなく出まわっている食材が多くなりました。しかし、食材には旬があり、そのときが一番美味しいし、身体への効用もあります。簡単に言えば、夏に採れるものは身体を冷やす作用があるし、冬に採れるものには身体を温める作用があります。寒い冬には、身体を温める食材を摂れば元気が出ます。

冬、鍋料理をつつけば、元気になるのではないでしょうか。

しかし、何も考えないで冬にグレープフルーツを食べていると、体調を崩し、元気がなくなります。グレープフルーツなど、夏が旬の食材を摂れば、身体は冷えるに決まっています。

あなたは、冬にグレープフルーツを食べていないでしょうか。

冬には冬が旬の食材を、夏には夏が旬の食材を選ぶことが、元気になる秘訣です。

また、旬のない肉などは、あまり食べなくてもいいものかもしれません。

夏の元気維持術

最近の夏は、異常気象といわれるくらい暑い。

「夏は暑いもの」ではすまされないくらいで、日中の最高気温が三五度以上になる日も珍しくありません。暑い夏の対策を考えないと、元気がうせてしまいます。

昼間、汗をかくのは仕方がありません。汗をかかないようにしようなどとは考えないことです。

汗はかいたほうがいい。

問題はその後で、汗をかいた後、シャワーでも浴びてさっぱりできればいい。そこまでできなくても、顔を洗い、着替えるだけでもずいぶんとさっぱりします。夏には、予備の着替えを一枚くらいはバッグに忍ばせておくことです。

また、最近は脱水症状だとか熱中症だとかの危険が叫ばれています。水分は、まめに摂らなければいけません。マラソンなどのレース中に、のどが渇いたと思って給水しても手遅れで、それでは脱水症状になっています。のどが渇いたと自覚症状が起こる前に、こまめに給水しなければなりません。発汗で失っている水分は、自分で想像しているよりもはるかに多いのです。これは夏場の注意事項です。

また、水分だけ補給しても十分ではありません。ミネラル分も補給しなければならないのです。かといって、ミネラルウォーターというのは短絡的です。日本の労働者は、夏には醤《しょう》油《ゆ》を有効に活用して、醤油のミネラル分をたっぷりと摂ってきました。

皆さんにも、夏になると醤油っぽいものがほしくなるという経験はないでしょうか。身体が足りないもの必要なものを要求している声を、耳を澄まして聴いてみるといいのです。

水分だけでは十分に補給できないので、食事も工夫しなければなりません。私のお勧めは、温かいご飯に生卵を落とし、それに醤油をたっぷりとかけた卵かけご飯です。そして、味噌汁も少し濃いめにし、二杯くらい飲むようにすればいい。夏の暑さ対策としての、水分補給や食事の工夫をしておけば、夏バテなどはないはずです。

夏の夜は、寝苦しいのも困ったものです。なぜか知りませんが、クーラーは身体に悪いと思いこんでいる人がいます。けれど、クーラーを止めて熱帯夜を過ごすほうが身体に悪いと思います。要は、快適に安眠できて次の日に疲れをもちこさなければいいだけのことです。

私は、クーラーが身体に悪いなどとは思いません。

ただ、クーラーの温度調整は難しい。それなら、扇風機のほうがいいかもしれませんが。

日本の祭り

日本では、四季折々に各地で祭りが行われます。その祭りも、豊作を祈ったり祝ったり、季節を楽しんだり、偉人を偲《しの》んだりと、いろいろ理由がついています。

少し日本の祭りを月別に見てみましょう（左頁）。

ほんの適当にあげても、これだけの祭りが一年間で行われています。これ以外にも、春の花見、夏の花火などいろんな祭りが、全国各地で行われています。「おらが村や町の祭りが抜けている」と不満が聞こえてきそうですが、全部をあげればそれだけで一冊の本になるし、祭りの名前が本意ではないのでご了承ください。

祭りというのは、それだけで、我々を自然にウキウキ、ワクワクさせてくれます。

日本の祭り

1月	道祖神の火祭り（長野県野沢温泉村） 湯かけ祭り（群馬県川原湯温泉） 氷のぼんぼりとかまくら祭り（栃木県栗山村）
2月	氷川の水かぶり（宮城県登米市） さっぽろ雪祭り（札幌市） 上杉雪灯籠まつり（山形県米沢市） 火振りかまくら（秋田県仙北市）
3月	つつこ引き祭り（福島県保原町） 左義長まつり（滋賀県近江八幡町） 阿蘇の火祭り（熊本県阿蘇郡）
4月	どろんこ祭り（高知県長浜） 長浜曳山まつり（滋賀県長浜市） 日高防火祭（岩手県水沢市）
5月	葵祭（京都市下鴨神社） 仙台青葉まつり（仙台市） 毛越寺曲水の宴（岩手県平泉町）
6月	県祭（京都市宇治市） 北海道神宮例祭（札幌市） 毛越寺あやめまつり（岩手県平泉町）
7月	御田祭（宮崎県西郷村） あばれ祭り（石川県能登町） 那智の火祭り（和歌山県那智勝浦町） 会津田島祇園祭（福島県田島町） 相馬野馬追（福島県浜通り） 曾我どんの傘焼き（鹿児島市） 祇園祭（京都市）
8月	盛岡さんさ踊り（盛岡市） 青森ねぶた祭（青森市） 七夕絵どうろうまつり（秋田県湯沢市） 仙台七夕まつり（仙台市） よさこい祭り（高知市） 阿波踊り（徳島市） 精霊流し（長崎市）
9月	郡上おどり（岐阜県郡上郡） 重陽神事と烏相撲（京都市上賀茂神社） 花巻まつり（岩手県花巻市） お熊甲祭（石川県中島町）
10月	花馬祭（信州木曾谷） ずいき祭（京都市北野天満宮） 二本松のちょうちん祭り（福島県二本松市） 秋の高山祭（岐阜県高山市） 熊野速玉大社・御船祭り（和歌山県新宮市） 鞍馬の火祭（京都市由岐神社） 那須野巻狩まつり（栃木県黒磯市）
11月	唐津くんち（佐賀県唐津市） 若宮八幡裸祭り（大分県豊後高田市） 二本松の菊人形（福島県二本松市）
12月	秩父夜祭（埼玉県秩父市） 針供養（京都市） おけら詣り（京都市八坂神社）

そして、ほとんどの祭りが自然との触れあいです。それに、歌がついたり踊りがついたりと、人間を楽しく元気にする要素が含まれています。商業主義に踊らされている、西洋から入ってきた祭りにうつつを抜かすのではなく、日本の祭りを忘れないでもっと楽しみましょう。

祭りは遠くから眺めているのではなく、自分から参加して楽しまなければなりません。お祭り人間といわれても、それで元気が出るならいいのではないでしょうか。我々も月に一回「ナンバ祭り」を開催し、楽しんで元気を取り戻しています。

自分自身のお祭りをつくるのもいいですね。自分だけの心の祭り、身体の祭りなども楽しそうではないですか。

お元気体操 Ogenki Taisou	スルスル屈伸 SURUSURU Kusshin

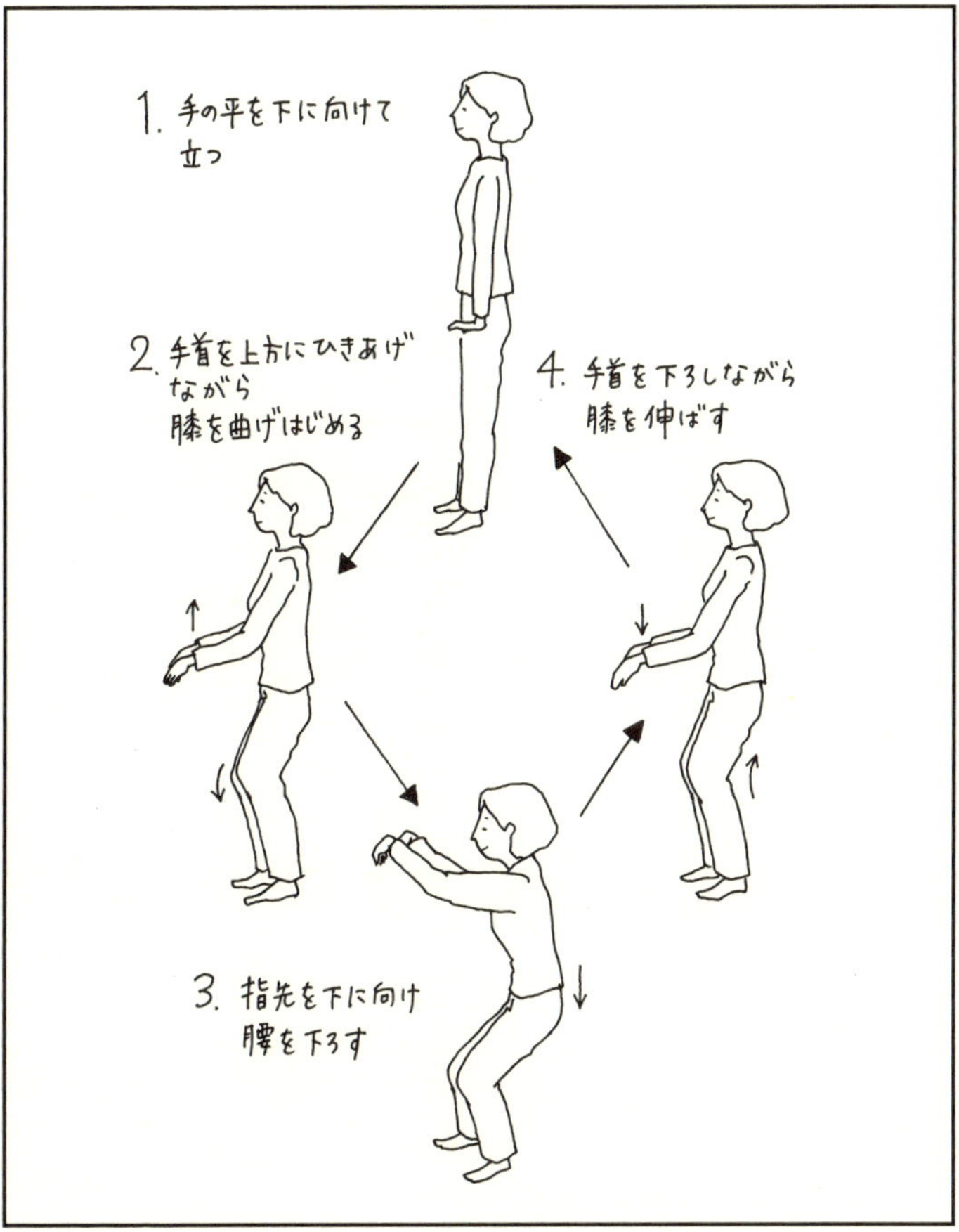
1. 手の平を下に向けて
立つ
2. 手首を上方にひきあげ
ながら
膝を曲げはじめる
4. 手首を下ろしながら
膝を伸ばす
3. 指先を下に向け
腰を下ろす

効果 Effect

上半身を上手に使うことで
楽々と膝の屈伸運動ができます
膝の上手な使い方を覚える

動きのコツ Point

膝に負担がかからないように
上半身の使い方を工夫しましょう

第6章

「排出する」という元気術

ナンバは、遊びだ！

遊びは、ひとつところにとどまらない。楽しさを求めて、創意工夫により次から次へと変化をしていく。面白くなくなったら、ためらわず捨てて次を求める。それが遊び心だ。捨てなければ、次に進めない。

1 環境汚染・ストレス社会に負けない！

汚染された生活環境で元気に生活するために

人間は、生活の合理性や利便性を追求してきたあまり、いつの間にかみずからの首を絞めかねない状況に陥っています。

それは人間だけの都合を優先し、自然を無視してきたということです。そこでは、日本人が本来もっていたワビ・サビという感覚も失われつつあります。風景にしても建物にしても、近代化という名のもとに醜《みにく》さを押しつけられています。そして、押しつけられた醜さを拒否することさえも忘れています。自然と対話をするのを忘れて、人間の都合だけを優先させてきたことが自然破壊や環境汚染につながっています。

人間にとって清潔で便利な生活を手に入れたのと引きかえに、水・空気・土という、生物が生きていくうえで基本的に必要な生活環境を汚染してしまっています。水道水を平気で飲めた時代は終わり、水道に浄水器をつけなければ不安になったり、ミネラルウォーターを飲むのが当たり前になりつつあります。

この不自然ささえも、当たり前になりつつあることが恐ろしい。

また、都会では、深呼吸をしようというのは、よほど勇気のいることで、みな息を殺して生きています。空気自体に安心感を抱けない状況になっています。これでは、どんどん元気がなくなってきます。

そのうえ、人間は、大地の民といわれるように土の上で生活するものなのに、地表はコンクリートとアスファルトで覆われています。都会では、土自体を探すのが困難になってきています。そして、その不自然さにも鈍感になっています。台風でもきて大雨が降れば、水の行き場がないので洪水になって初めて土が少ないことに気がつきますが、それものどもと過ぎれば忘れています。

水や空気や土は、自分自身でもとの状態に戻るという自浄作用がありますが、自浄作用を上回る勢いで汚染されています。

こんな環境のなかで、食べ物だけが汚染されずに安全であるとは思えません。食べ物が、人間の身体と心をつくるともいわれています。それなのに、大地から採れる穀物や野菜、果物にしても、農薬や酸性雨の汚染から逃れているものがどれくらいあるでしょうか。

魚介類にしても、水質の悪いところで育てば推《お》して知るべしだし、肉類にしても、運動不足のうえに化学肥料で汚染されています。しかし、私たちは、食べなければ生きていけないという命題を突きつけられています。

このように汚染された水や空気、そして食べ物が大量に体内に入ってきます。これでは、元気の出しようがありません。できるだけ体内に取りこまないということと、**老廃物や不要なものはできるだけ速やかに排出する**ようにしなければなりません。

そこで、我々に何ができるかということを考えてみましょう。

身体を動かさないと疲れやすくなる

運動面にかんしても、少し自分の生活をふりかえってみましょう。

生活のなかで便利さとスピードばかり追求する結果、自分自身の身体を動かす機会が極端に減っています。ほんの少しの距離でも、自分の脚で移動しないで車や電車など機械に頼っています。そういう生活に慣れてくると、自分の身体を動かすことが億劫《おっくう》になってくるからです。だからますます文明に頼り、身体を動かさなくなります。**身体は、動かさないから疲れやすくなります**。

脳も身体も使えば強くなりますが、使わなければ弱くなります。これは、簡単な法則です。身体は、疲れるから動かしたくないのではなく、動かないから疲れやすくなっているのです。そのことにも気がついていないとしたら、注意が必要です。

毎日、日常生活のなかでこまめに動くようにすれば、疲れない身体になっていくでしょう。身体を動かさないと、身体自体の機能が低下してきます。そうすると、新陳代謝も悪くなり、新陳代謝が悪くなれば、身体のなかの老廃物や不要物を上手く排出できなくなります。身体中に毒素がたまってくれば、元気が出ません。

昔はスポーツマンだった、昔は勉強したなどはたんなる慰めであって、いま使っていなければ貧弱な身体と頭にすぎません。そういう昔のふりかえり方は、みっともないことであるということに気づかなければなりません。

身体を動かさないで身体が弱くなれば、内臓を含めての身体機能や免疫力も低下するし、脂肪をつけやすい疲れやすい身体になってきます。それでは、元気が湧いてこなくなります。また、頭も、使わなければ、どんどん衰えて元気がなくなります。

身体を動かすということは、本来、心地よく楽しいことです。そういう楽しさをひとつ失えば、それはひとつでは終わらないはずです。他のさまざまな楽しみの感度が落ち、前より楽しさを感じなくなります。子どものころ走りまわっただけで楽しかった、あの感性を自分から失ってはいけません。

最近あまり動いてないなと感じたら、少し意識して動いてみましょう。それも、動いているとき、身体はどう感じているかな、心はどう感じているかな、ということに注意を向けて。きっと楽しさを発見できます。

そうすれば元気になる。

子どものころの鋭敏な感覚をとりもどせば、動くことはそんなに億劫でなくなるはずです。

さぁ、あなたもじっとしている場合ではありません。

元気がなくなる情報はあっさり捨てる

精神生活はどうでしょうか。

最近、心がウキウキして、気がつくと笑顔でツー・スキップしていたなどということがありましたか。

また、子どものころの、遠足を待ちわびるような、朝がくるのが待ちどおしい気持ちになったことがありますか。

ワクワク、ウキウキを感じて楽しく生きている人がどれくらいいるでしょう。心を重くし、暗くすることが多すぎるのではないですか。

現代は情報社会だといわれていますが、そんなに情報が必要だろうかという疑問がありま す。自分の専門分野や楽しくなる情報は必要でしょうが、そうではない情報が多すぎます。

新聞でもテレビのニュースでも、九割くらいは悲惨な出来事を報道しています。それは、人間にかかわることだったり環境にかかわることだったりします。そういう暗いニュースに触れて、心を痛めたり怒ったりすることも大事かもしれません。

しかし、だからといって自分に何ができるかというと、何もできない人のほうが多い。

人間は、雨を降らすことも風を起こすこともできません。おのずと自分の限界というものがあります。

何もできないなら、心を痛めても怒っても何にもなりません。

何かできるなら、小さなことでも始めればいいのです。

私は、そのようにしようとしています。何も行動を起こさないなら、心だけにとどめる必要はありません。

悲惨な出来事を報道するのも大事であるかもしれませんが、いたずらに恐怖を煽ったり不安に陥れるのはどうかと思います。

逆に私は、心がほのぼのとするようなニュースなら好んで見ます。

情報に流されるのではなく、どのような情報を選択するかということが精神生活を左右することでしょう。

情報は自分で選べるということを忘れないように。

すべてのことを知っている必要はなく、自分が元気になる情報だけ取りいれればいいのです。

そして、元気がなくなるような情報は、あっさりと捨てることだと思います。

嫌いな人やものを忘れる

また、人間関係が心に重くのしかかっている人も多いでしょう。

人間関係が複雑になっているのか、人とのかかわり方が下手になっているのか、理由は両方でしょう。人間は一人きりでは、生きていけません。大勢の他人のなかで、つりあいをとりながら生きていくしかありません。それも仕事関係、学校関係、遊び関係といろんな場面で、さまざまな人間との間でのことです。こういうことがうまくできない人が多いのも事実です。

人間関係が大きな悩みの種になっているのでしょうが、その人間関係のもちようによって、心が元気にもなるし、うなだれることもあります。人は人によって元気にもなるし、元気が奪われることもあるでしょう。自分の元気が出るように、人間関係を築いていくことも大事です。

私は、人間の好き嫌いに対する情念が激しいほうです。みんなを好きなわけではなく、嫌いな人も多いくらいです。嫌いな人に対しては、腹も立つし怒りも感じます。しかし、そういう感情をもつと元気がなくなります。

そこで、嫌いな人のことは、話題にものぼらせないし、できるだけ気にせず、思い出さないようにしています。そうすると、自然に忘れています。**嫌いな人のことなど気にせず忘れてしまって、好きな人のことだけ思い出していれば元気になります。**

忘れるということも、大事なときもあります。

自分の判断基準をもつ

社会の流れのままに流されていくのも、だんだん元気がなくなっていく理由のひとつです。学歴だけが幸せへの道だとか、勝ち組だとか負け組だとか、何が立派で何がくだらないとか、社会は無責任にそのときの流行をつくりだします。そして、それらは移ろいやすい社会の価値観です。

そんなものは一時のものであるのに、それに振りまわされて自分自身を見失って疲れているのです。

社会の判断基準なんて、その時々でどうにでも変わるものです。

それは、歴史を少しふりかえってみれば、簡単にわかることです。社会の判断基準で生きていくことは、自分自身を粗末にしていることになります。

また、それが自分を見失うことになっていることに、気がつかなければなりません。自分を大事にしないで、元気など湧いてくるわけがないのです。

自分自身を強くもって、自分の判断基準で物事を考えていくということをしないと、迷路のなかを歩き続けているように不安になります。

自分の判断基準をもつこと。

それが、元気になる始まりでもあるのです。

多くの毒素にまみれている

いまやコンビニやファミリーレストランは、生活にしっかりと入りこんでいます。二十四時間いつでも食べ物が手に入るようになっています。これも便利です。

しかし、便利だから使って、そこの食品を食べているとどうなるか。

コンビニやファミリーレストランをはじめとする外食店の食品には、防腐剤《ぼうふざい》や着色料をはじめさまざまな食品添加物が含まれています。厚労省が認可している食品添加物は二五〇種類以上で、これは世界一の数です。これは驚きです。

また、厚労省が認可しているからといって、人体にとって無害だとは言いきれないと思います。食品添加物というのは、自然界から採れるものではなく、人工的につくった化学物質ですから。そのうえ、薬害エイズ問題や肝炎問題などのように、厚労省が認可していても絶対に安全だということはありません。ここでも、自分の判断が大事になってきます。清涼飲料水には習慣性をつける物質を含むものもあり、ミネラルウォーターやお茶にも防腐剤が含まれているものもあります。

都会に住んでいる人は、平均的な生活を送っていても年間に四〜六キログラムの食品添加物を摂っているといわれています。コンビニやファミリーレストランをよく利用する人なら、年間一〇キログラム以上の食品添加物を摂っている可能性があります。これは大変なことです。しかし、いまの生活形態では、食品添加物を全く摂らないということも難しいことです。

添加物はできるだけ摂らないようにして、あとは体外に速やかに排出することを心がけましょう。

真面目さの使い方

精神的なストレスも、心の毒素になります。

私たちは、親子関係、友人関係、恋愛関係、仕事関係など、さまざまな人たちと人間関係をつくって生きています。その人間関係のなかで喜んだり、悲しんだり、怒ったり、不安になったりと、いろんなことを体験してその感情に支配されます。そのすべてが自分の気持ちのよいほうに向かえばいいのですが、そうもいかないのが生きているということです。

人間関係というのは、良くも悪くもさまざまな感情を呼び起こすもの。

プラスの感情が起これば、いま以上に元気になります。しかし、マイナスの感情に見舞われると、心を暗く閉ざしたり、身体の働きまでも低下してしまい、元気がなくなります。そういう精神的なストレスをできるだけ少なくすることと、ためこまないように注意しなければなりません。

また、**「〜しなければならない」「〜してはいけない」という義務を強く自分に課すのもストレスになってしまいます。**何かに強く執着するというのも、ストレスを生みやすい。

こだわりすぎない柔らかさが必要になります。

そして、真面目すぎると、知らず知らずのうちにストレスを生みだすこともあります。あまり真面目さに縛りつけられないようにすることです。ある程度いい加減ということも、まんざら馬鹿にしたものでもありません。要は、真面目さの使い方は時と場合によって、良くも悪くも作用する両刃の剣のようなものだということです。そのことを十分に心得たうえでの、義務感やこだわりや真面目さでなければなりません。

あなたも、自分をふりかえってみてはどうですか。

2

「排出する」という考え方

捨てる、それから取りいれる

自分の部屋を片づけるというのは、ものを移動したりするだけでは片づかないことは、経験しているでしょう。要らなくなったものや使わないものを捨てなければ、片づかない。捨てるということを決断し実行したとき、初めてすっきりと片づきます。

人間の身体と心についても同じことで、老廃物や余分なものを捨てると元気になります。

これはナンバ的にいう発想の転換です。

元気になるためのものを取りいれるよりも、元気を押さえつけているものを捨て去ったら、より元気になるということです。

身体と心のなかに詰まっている、元気を押さえつけているものに気づき、それを排出すればいい。

まず、捨てる。それから、元気になるものを取りいれる。

この順序を間違えないようにしてください。

身体のなかの老廃物を排出する

私たちは、毎日毎日せっせと食べ、飲み、呼吸をしています。それらは、すべて生きていくために必要なことです。ただし、必要ではあっても、必要以上に摂ることはよくありません。いまは、食べないことで具合が悪くなり元気が低下している人よりも、食べすぎていることで元気が低下している人のほうがはるかに多いのです。一度、自分がどれだけのものを体内に取りいれているか、チェックしてみましょう。

それも、一日ではなく、一週間くらいを目安にして。

そのための「お口元カード」は、一〇六、一〇七頁のようなものを用います。そして、自分が口から取りこむ食べ物や飲み物をすべて記入することです。そうすれば、自分がどれくらいのものを体内に取りこんでいるかがわかります。そして、自分が食べすぎている、飲みすぎていると感じたら、制限すればいいのです。足りないと思ったら、補給するよう心がければいい。まずは、自分が体内にどれくらい取りこんでいるかを知ることです。

次は、体内に取りこんだものを十分に消化吸収したら、その老廃物を速やかに排出するようにします。それを忘れないように。

では、どのように排出するのでしょう。

考えられるのは排便、排尿、発汗です。**健全な食欲をもち、消化吸収と排便、排尿、発汗という排泄機能が完全に働けば、五感が生き生き**としてきて、身体と心も喜びに満ちあふれ元気になります。

排便・排尿は人間関係よりも優先すべき

食べることや飲むことには、気をつかっている人は多いでしょう。しかし、老廃物を排出するということは、忘れられがちです。便秘の人が多いと聞きますが、そういう人も排泄を何となくしか意識していないのではないでしょうか。

排便も自分をコントロールすることだ、と考えてみましょう。便意を催《もよお》す、それは老廃物を出したいという欲求です。その欲求を速やかに、いつ、どこで満たしてやるかということが、快感につながり元気につながります。

小さな子どもでもペットの犬でも、便意は感じます。それを大の大人がと思うかもしれませんが、便意さえも無視しているくらい身体のことに無関心になっています。

まずは、自分の欲求が湧いてきたことに、敏感にならなければなりません。

便意というのは生理的な欲求で、それは人間関係よりも優先しなければいけないことです。たとえ、会議中であろうが話の真っ最中であろうが、便意を催したら席を立っても失礼ではありません。普段、何かの理由で便意を抑えていれば、無意識に便意を感じなくなります。生理的欲求という人間の基本的な欲求を感じないような生活をしていれば、その他の欲求にかんしても鈍感になります。

便秘体操

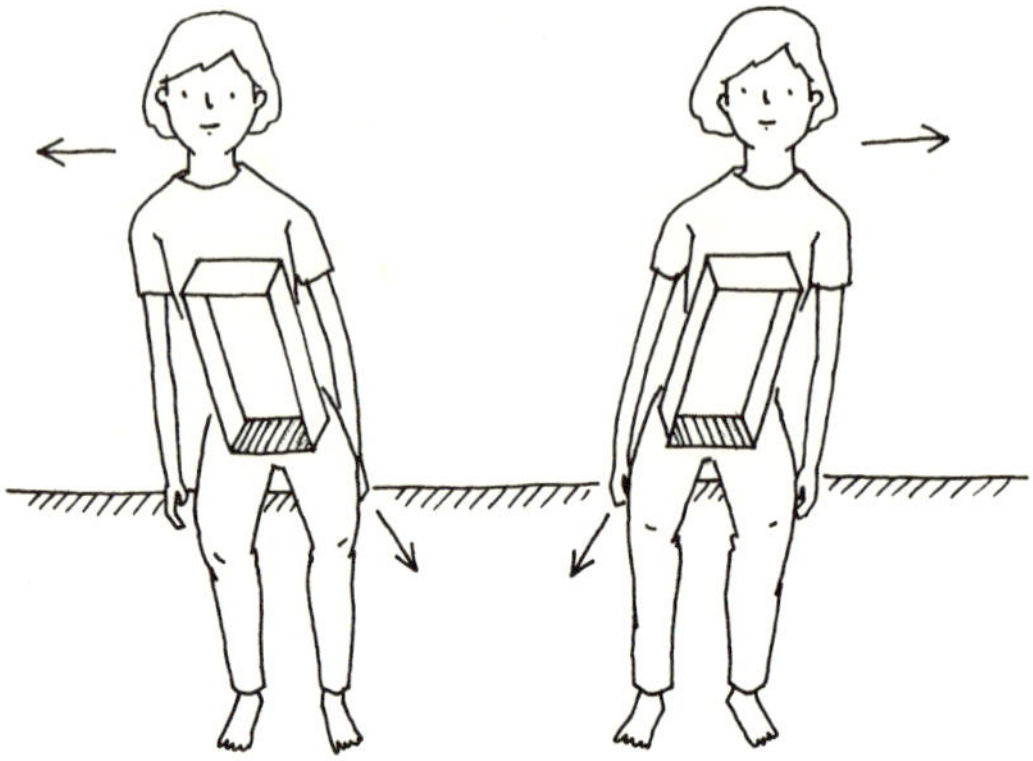

便秘には便秘体操

便秘に悩んでいる人は多いと思います。

その対策として、食物繊維を意識的に摂るというものがありますが、それは少し違うと思います。まずは**胃腸の働きをよくすること**です。胃腸の働きが低下しているのに食物繊維を摂れば、ますます詰まって便秘がひどくなるでしょう。そういう考えの間違いがはびこっているので、気をつけなければなりません。

また、便秘薬も使わないほうがいい。便秘薬に頼ると、胃腸が働かなくても薬によって下痢状態をつくるので、ますます胃腸の働きは低下していきます。そして、便秘薬の量も増やさないと、効かないようになってきます。

胃腸の働きをよくするには、ナンバ式骨体操の、胸郭《きょうかく》ボックスを平行四辺形に潰《つぶ》して腸のストレッチングを行う便秘体操がいい（右上のイラスト）。胸郭を意識して動かすことによって、腸のストレッチングができるという体操で、効果ありということで健康雑誌等に何回も取りあげられたものです。

オシッコにかんしても、二時間に一回くらいは行くようにするほうがいいでしょう。仕事中であろうが、出もの腫《は》れ物ところかまわずという気持ちでいればいい。そんなに行かないという人は、水分が不足気味ですから、もう少し水分を意識して摂ったほうがいいのです。

プチ断食のすすめ

余計なものを摂りすぎないという視点で、**プチ断食**というものを紹介しましょう。

そもそも、私も含めて世の中、食べすぎです。

そんな現状のなか、自分が自由に行動できる週末などを利用して、プチ断食をやってみればということです。

あまり難しく考えないで、一応のルールを決める。口にするものとして、飲み物（水・ジュース・スープ・お茶類）は自由にしていい。食べていいのは、果物だけです。それ以外は、口にしない。飲み物が自由で果物が食べられたら、飢餓感というものは感じないで行えるのではないでしょうか。

さっそく、今週末にでも試してみてはどうでしょうか。

一大決心で臨むのではなく、気軽に取り組めば、何となくできるものですよ。

汗をかこう

いま世の中は、全員が潔癖症《けっぺきしょう》ではないかと思われるくらい、無臭とか清潔とかに煽られています。

人間も動物であり、体臭があってこそ人間です。

それを無臭が理想などと煽って、汗をかくことさえ何か悪いことのようにいう。そうなると、人は汗をかかないようにと生活し始めます。そうして、汗をかくことの快感を忘れていきます。それも困ったものです。

汗をかくことは気持ちのいいことだし、身体に不必要になったものは体外に排出しなければなりません。

一番簡単に汗をかけるのは、風呂に入ることです。風呂に入る時間も惜しんでシャワーで済ませている人がいますが、ゆっくりと風呂に浸かりジワッと汗をかく快感を味わわないというのは、もったいないことだと思います。顔を伝ってくる汗を少し舐《な》めてみると、そのときの体調もわかります。ベトッと塩辛い汗か、さらっとした汗か、汗にもさまざまです。そういう体調チェックの仕方もあります。自分の身体から排出されるもので、自分の体調を知るようにしたほうがいいでしょう。

また、運動の爽快さのなかには、気持ちいい汗を流すということもあります。そのときに、汗が出て体重が減っているだけなのに、運動で痩せたと錯覚しないことです。運動後に水分を補給すれば、すぐもとの体重に戻るのですから。

ところで、運動で汗を流すのは、気持ちのいいものだけど、サウナスーツなど不自然に身体を密閉してまで運動することはありません。外気にあわせて、気持ちいい服装で運動するようにしたほうがいい。そして、運動後はシャワーなどで汗を流し、必ず着替えるようにしましょう。汗を嫌がるのは、汗をかくことが不快なのではなく、汗をかいたままの服を着ていることが不快なのです。

夏場は外を歩くだけで汗をかくこともありますが、このときも汗をかいたままの服を着ていることが不快につながります。**できたら着替えの下着だけでももっていて、まめに着替えるようにします。**ワイシャツなども着替えがあれば、それに越したことはありません。そして、汗をかいたら、顔くらいは洗うようにしましょう。

汗をかかないようにしていれば、不要なものがいつまでも体内に残り、元気になるはずがありません。意識的に汗を出す。そして、その後の始末さえしっかりすれば、汗をかくことは何ら不快ではありません。

女性だって、おおいに汗をかけばいい。身体にとって不要なものを出していれば、吹き出物やにきびなどもできにくいはずです。

疲労を排出する

疲れはためておいても、何にもならない。だからといって、疲れるから動かない、身体を使わないというのとは違います。

動かないから疲れやすくなるし、身体を使わないから疲れやすくなると考えなければいけません。頭も身体も、昼間は目いっぱい使うようにする。そして、その日の疲れは、できるだけその日のうちに排出する。

疲れをとるには、寝るのが一番いい。それも、布団に入ってきちんと寝ることです。寝ている間に、身体の傷んだところは修復され、疲れているところは癒《いや》され、元気になります。それは、ほとんどの人が意識していると思います。

頭のほうはどうでしょうか。

私たちは毎日、いろんな体験をしますが、頭はその体験したことを自分にとっての優先順位の高い順に並べかえる。そして、古い記憶と新しい記憶を結びつけることもする。また、自分にとって必要のないこと、嫌なことを忘れるという重要なことも行う。要するに、寝ている間に、頭のなかの整理整頓が行われるということです。

昼間、頭が混乱したり自分にとっての優先順位が曖昧な人は、睡眠をおろそかにしているのではないでしょうか。夜、寝ることは、何をおいても重要視しなければならないことです。それも、次の日に備えて寝るという心構えで寝るようにする。毎日一時間の睡眠不足が一週間続けば、一晩徹夜したくらいのダメージが身体にも頭にも与えられるといいます。まったく大変なことです。

自分の適正睡眠時間は、朝の目覚めで判断します。八時間がいいとか七時間がいいとか、最初に基準があるわけではありません。朝、目覚めたとき、身体と心が軽い状態であれば、十分な睡眠をとったということになります。睡眠時間は、短すぎても長すぎても、この軽さが味わえないので、自分自身の身体と心に敏感にならなければなりません。

疲れの排出の仕方は、風呂もあるだろうし食事もあるでしょう。しかし、どれが自分にとっていいかは、自分なりに試してみて工夫することです。

精神的なストレスを排出する

ストレスというのは、気がつかないうちに蓄積されると思っている人がいます。

しかし、簡単なストレスのチェック法があります。それは、ものごとが楽しめなくなってないかどうか、です。もし生活が楽しめなくなっていれば、そうとうストレスがかかっているということです。

ストレスの作用は、楽しみを奪うという形であらわれます。ストレスをためないで早めに対処するには、楽しめなくなっていないか、笑いが少なくなっていないかに注意していればいいでしょう。小さいころは、あんなによく笑っていたから元気なのです。

最近、あなたは笑っていないのではありませんか。どんなとき笑いが少なくなっているのでしょうか。そういう「笑い」に注目するのも、大事なことです。

ですから、**ストレスの排出には、笑いが一番いい**。動物学者によると、笑いという表情は、猿と人間にしか確認できないといいます。笑いというのは、体内に入ってきた異物を飲みこまないように、口から吐き出すという動作です。おおいに笑って、口からストレスを排出しましょう。

最初は、笑えるものなら何でもいいから、笑うようにします。しかし、少し考えれば、笑いにもランクがあることに気づきます。私は、お笑いタレントの芸では笑えません。他人を蔑《さげす》んだり、侮辱したり、叩いたりということで笑おうとするのは、笑いに品がないと感じます。そのようなやり方で人を笑わせようとしても、かえって相手は気分が悪くなり、元気が出なくなります。

笑いというものには、共感が必要でしょう。

「あっ、それ自分にもあるよな」という、自分にも置きかえられるような共感の笑いは品がいいし、ホノボノとして元気になります。簡単に言えば、映画「男はつらいよ」の寅さんの笑いだと思えばいい。何で笑って、何では笑わないかということを観察すれば、だいたいどういう人かはわかります。笑いも、人間観察のいい材料になります。同じようなことで笑える人を、友だちというのだろうと思います。

そして、ユーモアの感覚も大事です。ユーモアとは、自分に降りかかってくる災難や不利な状況を一捻《ひとひね》りして、方向を変えて楽しむということです。

ナンバ術でも、普段はねじらないようにしますが、災難や不利な状況はまともにとらえないで、一捻りすることによって余裕をもって受けとめることができることを目指します。

これは、高等な「術」です。

自分を材料にして周りを笑わすことができれば、ユーモア感覚も出てきます。自分を笑い飛ばしていれば、落ちこんでいる暇もなく元気になるはずです。

自意識過剰とカッコつけはいけません

私は、自意識過剰な人間が嫌いです。

自意識過剰が垣間見えると、無視したくなります。カッコつけが嫌なのです。それは、自然体とは対極に位置します。自分がどう思われるか、どう見られるかばかり気にしていては、自分自身がなくなります。人にどう思われるかではなく、自分がどう思うかを大切にしたいのです。

つまり、自分が快と感じるか不快と感じるかを基準にするわけです。

それがナンバ式です。周りの目を必要以上に気にしないようにすれば、それだけで心は軽くなります。

自意識過剰な人には、あなたはそんなに注目されているのかと言いたくなります。私なんか、誰にも注目されていないので、気楽なものです。

もちろん、自分というものは、もたなければなりません。しかし、それは自分以上でもなく自分以下でもない、ありのままの自分です。背伸びするのもよくないし、卑屈になるのもよくない。自分の自然体を見つけることです。あなたも、自分なりの自然体を見つければ、楽になり、元気になるはずです。

誰かを真似て生きるなどというのも、大間違いです。私が生きられるのは私しかないし、あなたが生きられるのもあなたしかない。私は坂本竜馬が大好きですが、だからといって竜馬のように生きようとは思いません。

誰かの真似をしようとすることは、自分を偽ることです。自分自身を生きるのが一番自然なのに、違う誰かを生きようとすると、そこに無理が出て、カラ元気にしかなりません。芸能人を真似るなどというのは、もってのほかです。

自分を偽っていれば、いつか自分が破綻します。

そうではなく、**いまの自分を成長させることに集中すればいい**のです。世界中でたった一人の自分を大切に生きるしかありません。

くだらない欲も排出する

くだらない欲も排出したほうがいいでしょう。

何がくだらない欲かといえば、名誉欲とか金銭欲です。自分の名誉欲や金銭欲を満たそうとして働いても、どこまでいっても満足できません。「もっと、もっと」というのは、向上心ではなく、不満を満たそうとしている欲に取り憑《つ》かれているだけです。いつも不満をもって生きていれば、元気になれるはずがありません。

向上心というものは自分自身に対してもつもので、名誉や金銭に対してもつものではありません。向上心とは、自分自身を磨くということです。欲の深い人は、顔つきまで醜くなってきます。しかし、欲を抑えるのも不満がたまるので難しい。欲は抑えるのではなく、足るを知るということです。現状を受けいれるという心構えがあればいいのです。不満がなくなるだけでも、元気が湧いてきます。出世欲や功名心にかんしても、同じことです。


他人と自分をくらべるというのも、ろくなことはありません。他人と自分をくらべるから、嫉妬心が湧いてきたり、自己嫌悪に陥ったりするのです。そうすると元気がなくなります。

また、他人とくらべて自分が勝《まさ》っていると思えば、慢心してしまいます。慢心している人間は、周りが嫌がるに決まっています。周りから嫌われれば、これも元気がなくなります。

他人は自分とくらべるために存在しているのではなく、自分を刺激したり励ましたりしてくれるために存在していると思えばいい。

みんな仲間なのです。仲間同士でくらべることは何もありません。

お元気体操 Ogenki Taisou	ブラブラ横振り BURABURA Yokofuri

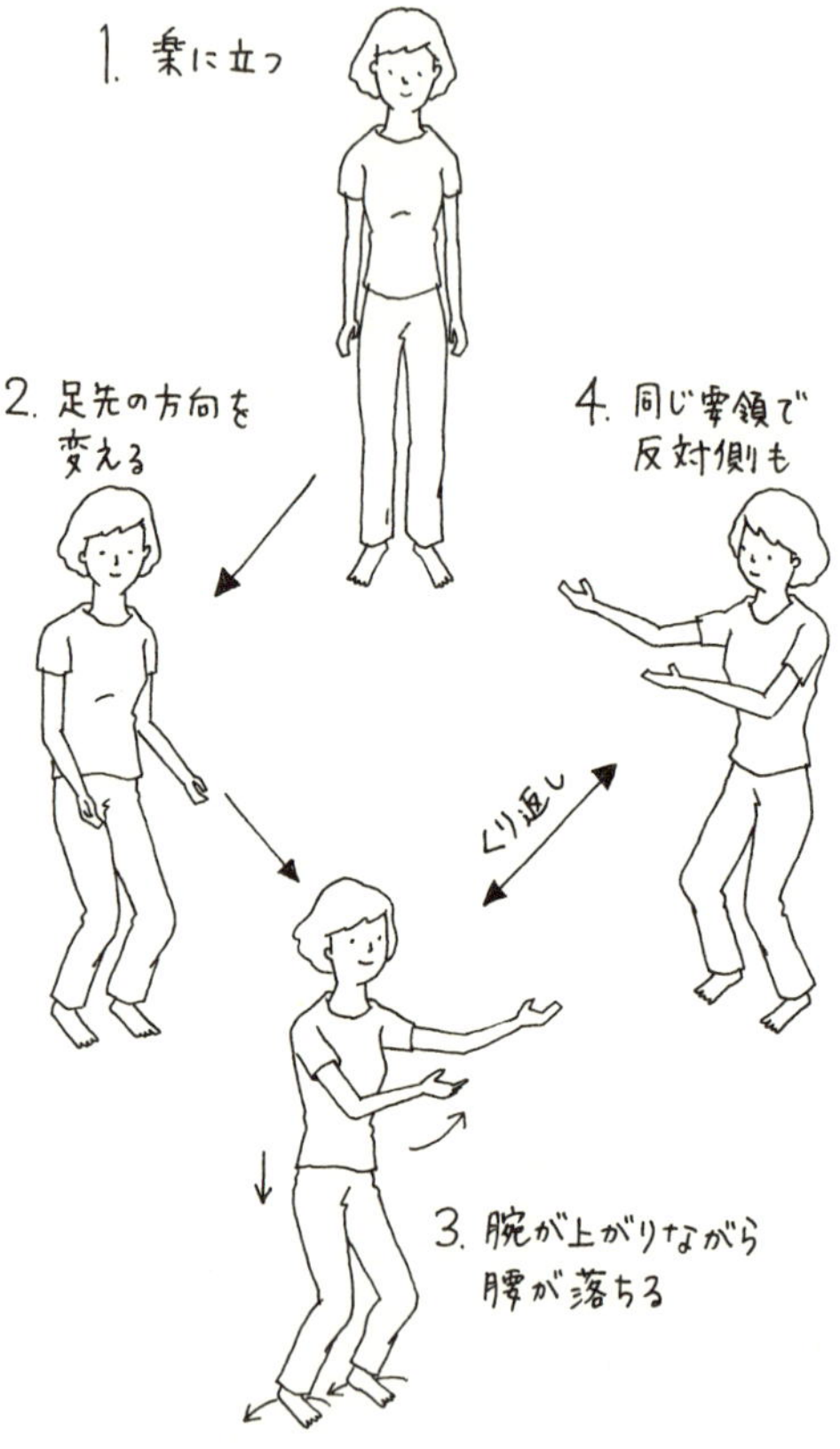
1. 楽に立つ
2. 足先の方向を
変える
3. 腕が上がりながら
腰が落ちる
4. 同じ要領で
反対側も
くり返し

効果 Effect

楽しい

動きのコツ Point

腕が上がっていくときの
バランスをとりながら腰をおろす
最初は滑りやすい床の上で行うと
脚への負担が減ります

第7章

私の元気術

ナンバは、共鳴だ！

ナンバは、ナンバ歩きだけなどと特定しない。生活全部、考え方までもすべてナンバ的にして、それぞれが共鳴することにより、よりいっそうの効果が得られる。

どうすれば元気が出るか。

その方法は、人それぞれで違います。私の元気術が必ずしも皆さん全員に有効なわけではありません。とはいえ、私の元気術も、参考にはなると思うので、ここに紹介します。

まずは私の考えを書き並べます。


私は、五体が不自由になっても病気をしても元気でいたい。

私は、元気なじいちゃんを目指して生きている。

そして、私は本来が怠け者であるので、あまり努力というものをしない。

自分が好きなこと、気に入っていることしかしない。

そして、いつも自由でいたい。

いまのところ、自分流のナンバ術で生きている。

その割に比較的元気であると自負している。


これが、私の元気術の基本的な考えです。

1 私の年間目標

私のここのところの年間の目標は、一〇〇人の新しい人に出会い、一〇〇冊の本を読み、一〇〇本の映画を観ることです。これは、好奇心のあらわれでしょう。あくまでも目標であるので、達成できるときと、できないときがあります。

しかし、**達成の有無にかかわらず、目標をもつことも自分の元気が出る源**だと思っています。

新しい人に出会うこと

人との出会いは、私を元気にしてくれます。

出会った人すべてが素晴らしく、みんなが元気にしてくれるのかというと、そうでもありません。実際は、私を落胆させるような人との出会いのほうが多いかもしれません。しかし、数は少なくても、この人に出会えてよかったと思える人もいます。**この人に出会ってよかったと思いたくて、毎年一〇〇人の人と出会おうとしています。**そして、私は人間に最も興味があり、好きだから、一〇〇人の人と出会うことを少しも億劫と思いません。

教員をやっていれば、毎年何百人もの新入生に出会うではないかと言われそうですが、それはちょっと違います。街ですれ違った人を「出会った」といわないように、新入生みんなと出会うわけではありません。授業は私対複数の学生であって、それはまだ出会う以前の段階にすぎません。学生にも私を選ぶ権利はあるが、私にも学生を選ぶ権利はあるはずです。出会いとして学生と触れあうのは、ほんの少数です。それよりも学外での出会いのほうが、圧倒的に多いのです。

仕事関係で出会う、いままでの友を通して出会う、私を訪ねてくれて出会う。それが出会いです。

ナンバを通しての仕事で出会う人も数多くいます。仕事には、どうしても利害がつきまといますが、利害だけで仕事をするのはどうも好きになれません。私は時々「銭金で仕事するのじゃない」と言いますが、かといって、ボランティアの気持ちはありません。ボランティアは、最後のところで無責任そうで好きになれないからです。

どうせなら、相手に惚れて仕事をしたいし、意気に感じて仕事をしたい。

その結果として、いくらかのお金が入ってくればいいと思っています。お金のために仕事をすると考えると、元気が湧いてきません。

仕事以外の部分でも、一緒に酒を飲みたいなと思わせるような人が好きです。それは、仕事にはあらわれてこない人間性に惹《ひ》かれているともいえます。そして、相手が自分を触発し刺激してくれるし、私も相手に何らかの刺激を与えているだろうという関係をもちたい。ですから、出会った人みんなとつきあっていくわけではありません。一度だけという人が、圧倒的に多い。二度会う気を起こさせないということは、私にとっていまは必要ない人でしょう。いずれ必要になるかもしれない可能性を残しながら。

また会いたいなと思わせる人が、私にとって必要な人です。それは、仕事かどうかに関係なくそうです。

活字の本を読む

私は、本が好きでよく本を読むほうだと思います。

それは、好奇心があるからということもひとつの理由ですが、**もうひとつは、元気になるから読む**ということもあります。本から知識を得て、それを人にひけらかしたいとは全く思いません。自分の興味の範囲内だけで読む。ですから、読書傾向は偏《かたよ》っているかもしれません。ベストセラーになっていても、自分の興味外だったら読みたいとも思わないからです。

そして、前にも書きましたが、**一年間に一〇〇冊の本を読むことを目標にしています**。一〇〇冊というのは、目標であるからそれ以下のこともあるし、それ以上のこともあります。細かいことには、こだわらないようにしています。

私の好きな小説家は、司馬遼太郎、吉行淳之介《よしゆきじゅんのすけ》、安部公房《あべこうぼう》などです。ストーリーの司馬、文章の吉行、発想の安部というとらえ方をしています。

司馬遼太郎にかんしては『仕事で遊ぶナンバ術』で詳しく取り上げたので、そちらも参考にしていただければと思います。司馬遼太郎は、日本と日本人の素晴らしさを歴史小説という形で書いています。どの本を読んでも、元気が湧いてきます。本書のなかでも、司馬遼太郎の小説からさまざまに参考引用させてもらっています。元気になるヒントがたくさんあるから好きです。

吉行淳之介にかんしては、その文章が大好きです。そして、人間のとらえ方、描き方は抜群です。そこまで人の心を読むのか、そういうふうに人は反応するのかと驚かされます。吉行淳之介の細やかな神経の行き届き方が、絶妙な言葉の連なりとして文章になっているのを読んでいると楽しくなります。また、対談も絶品です。もし、吉行淳之介の作品を読んだことのない人がいれば、ぜひ読むことを勧めます。

安部公房については、その発想のユニークさに驚かされます。何でそんな発想ができるのという面白さで、本のなかに引きこまれていきます。その発想は、別に奇をてらったものではなく、読み終わればその必然性に気がつくはずです。安部公房の本は、頭のなかを快く刺激してくれます。本を読んで快い刺激を感じたいと思ったときには、安部公房の作品を読むことにしています。

本の読み方はいろいろあると思いますが、自分が気に入り好きになった作家はできるだけ全作品を読んだほうがいいと思います。そうすると、自分なりのその作家像というものが浮かび上がってきます。そういう楽しみ方もあります。それと並行しながら、雑読ということも面白い。

私が本は好きで漫画が嫌いなのは、本は自分の想像力をいくらでもかきたてることができるが、漫画は想像力を抑えるからです。本の活字からは、行間を読むことも大事であるし、自分なりの映像を描くこともできます。そこでは、自分なりの楽しい世界が展開できるということです。そこから、知的好奇心がさまざまに刺激を受けるので、非常に楽しくなります。

映画を楽しむ

私は、映画を観ることも好きです。

しかし、映画館にはなかなか足を運ばない。もっぱら自宅のテレビでレンタルも含めて観ています。自宅でなら、好きな酒を飲みながら見ることができます。だから、もっぱら娯楽映画専門で、メッセージ性の強いものや難しいものは苦手です。近未来物は好きなくせに、恋愛物はその嘘っぽさについていけません。見終わった後、スカッとするものとか勇気やや
る気が湧いてくるものが好きです。

私が選んだ元気の出る映画

「ダイ・ハード　シリーズ」
「ランボー　シリーズ」
「ダーティー・ハリー　シリーズ」
「ロッキー　シリーズ」

私が選んだ感動する映画

「炎のランナー」
「タワーリング・インフェルノ」
「ポセイドン・アドベンチャー」
「アポロ13号」
「バック・ドラフト」
「男はつらいよ　寅さんシリーズ」

それと、感動の涙ぐらい流れるのがいい。**自分が元気になるために映画を観ています。**

それと、小さいときの「月光仮面」や「赤胴鈴之介」の影響か、善が悪を倒すというようなわかりやすいものが好きです。以上の作品は観ればわかる単純明快なものだから、私が解説するのは野暮《やぼ》です。映画は、観ればわかるというものがいい。ほとんどの作品は一〇回以上は観ているし、「炎のランナー」に至っては一〇〇回以上観ています。お気に入りの作品は、何回観ても見飽きることもなく楽しめるものです。

そういう自分なりのお気に入りをもっていると、元気がなくなりそうなとき、元気になりたいときには、その映画を観ればいいのです。

音楽を楽しむ

映画より手軽なものに音楽があります。

私は、桐朋学園大学という音楽大学に勤務しています。この学校は、ご存じのようにクラシック音楽専門校です。ですから、全くクラシックに縁のなかった私も、車のなかでクラシックを聴くようにもなりました。たしかに落ち着いたりゆったりした安らかな気持ちにはなりますが、正直なところ、私にはこれで元気が湧いてくるということはありません。

元気を出すためには、お気に入りの音楽でなければダメなのです。音楽といっても、私にとっては歌詞のついた唄です。歌詞を聴いていると、想像力が刺激され元気が湧いてきます。

私のお気に入りの歌手は、吉田拓郎、河島英伍、中島みゆき、高橋真梨子などです。私は、声の好き嫌いが激しいのですが、この四人の声は大好きです。

吉田拓郎は「イメージの詩」のデビューからいままで、ずっと私の応援歌になっています。拓郎は、スタジオ録音よりもライブ録音が圧倒的にいい。実際にライブで聴くのが一番いい。拓郎が人生とか人間と唄えば、そうだよなと素直に納得できます。車のなかで拓郎の歌を聴いているだけで、ほとんどの場合は元気になります。河島英伍も、私のなかでは拓郎とよく似た存在です。この二人の歌声は、私をいつでも元気にしてくれます。

中島みゆきは私と同じ歳で、「時代」以来応援しています。初期のころの唄は、暗いとか恨み節だとか言われましたが、私にはそのようには全然聴こえません。中島みゆきの声も、元気で明朗感があり、私を前向きにしてくれます。高橋真梨子の声は艶《つや》っぽく、心をフンワカとさせてくれます。

これはあくまで私の好みですが、こういう歌をいくつかもっていると、自分を奮い立たせ元気にすることが簡単にできます。

自分の応援歌をもつということも、ひとつの方法だろうと思います。

2 私が気をつけていること

元気を出すため、元気でいるために私が心がけていることをいくつか紹介します。これは、私にとってのものですから、あなたはあなたで考えるヒントにしてください。

心配しない

私は自分のことも他人のことも、心配しないようにしています。そう言うと非常に冷たい人間のように聞こえるかもしれません。しかし、心配したところで自分や他人が何とかなるでしょうか。

心配しても、何も変わらない。

「心配しています」と顔を曇らせても、何が好転するのかといいたい。それどころか、自分のことでも他人のことでも心配すれば、心が落ちこみ元気がしぼんできます。心配するという心の使い方は、マイナスにしか働きません。それなら、応援したり励ましたり祈ったりすれば、心も元気になります。ですから、心配するのはやめにしました。

余計なことは考えない

私は自分の考え方をシンプルにするために、自分で考えてどうにかなることは考えます。が、自分が考えてもどうにもならないことは考えないようにしています。これは簡単そうですが、意外と難しいことです。

人はウジウジと悩みたがりますが、自分で考えて解決できないことで堂々巡りをしていることが多いようです。

そこで、まず問題を、答えが出るものと出ないものに分けます。そして、答えが出るものなら考えます。

次に、答えは出ないが考えて楽しくなるものは考えます。考えても、苦しくなったり悲しくなることは考えません。

頭のなかの回路を単純明快にしておくのも、元気の秘訣だと思っています。

自分にできること

己を知るということは、自分に何ができて、何ができないかを知ることです。そうすれば、自分には意外と力がない、できることは少ないということに気がつくはずです。何の行動もしないで、世界平和を叫んでも、環境保護を訴えても、実際は何をやっているのということになります。

だからといって、何もしないということではありません。私は、せいぜい自分の周りの半径二メートル程度の平和や環境しか自分では実行できません。ほんの自分の周りのことくらいしか、自分ではどうすることもできないくらい微力です。

ですから、**大それたことは口にしないで、できることをやるしかありません**。地球規模や宇宙のことを想像することはできますが、それは想像するだけで手は下せません。自分でできることを、地道にやるしかありません。自分でごみはもち帰るようにしているし、携帯灰皿をもち歩きます。悲観したり嘆いたりばかりでは、元気がうせていきます。

しゃあない

私が怒って何かが変わるなら、おおいに怒ろう。私が文句を言って何かが変わるなら、文句も言いたいです。

しかし、そうでないなら怒ってもしゃあないし、文句を言ってもしゃあない。そこの見極めをつけないと、怒ることや文句を言うことは元気を削いでいきます。怒るとか文句を言うとかは、お互いに気分のいいものではないので、元気が失せるのです。

また、**自分の身に降りかかってくることは、しゃあないと一旦は受けいれます**。そして、その対策を考えます。自分の身に降りかかったことに、「なんで自分だけ」とか「なんで自分に」というふうにすぐに反応しないことが大事です。しゃあないと受けいれることによって、余裕が生まれ、それに対応できるようになります。

最善の対応をすること――それが自分にできることです。

思考より行動

頭で考えるだけで、行動しない頭でっかちにはなりたくありません。

頭で考えてばかりいたら、頭が重くなり元気がなくなる。行動していたら頭も軽くなり、元気になってくる。自分がわかっているかどうかは、行動できていることはわかっていることで、行動できないことはわかっていないことと判断しています。

そして、行動のなかにのみ真実は宿っていると思っています。自分のわかっていることとわかっていないことを明瞭にすれば、元気は湧いてきます。「次からそうします」ではなく、そうできたときがわかったときです。私は、陽明学《ようめいがく》のこのような考え方が好きです。

複眼で見る

私は、ものを見るときに肉眼で見る（ありのままに見る）、望遠鏡で見る（遠くから眺める）、顕微鏡で見る（近づいて細部を拡大して見る）というように見ようとしています。そうしないと、ものごとがうまくとらえられないと思っています。

ものごとはひとつですが、そのとらえ方によって元気が出たり出なかったりします。人間にかんしても、同じです。ですから、人生で同じことが降りかかってきても、それをどうとらえるかによって不幸せを感じたり、幸せを感じたりします。

ものごとは、ありのままに見たり、近づいて見たり、遠くから見たりしなければわかりません。そして、できればいろんな方向から多角的に見なければなりません。その結果、自分の元気の出るように解釈するようにします。

自意識過剰にならない

私という人間が、この世の中に生きていてもいいだろうというくらいの許しはもっています。そして、他人に注目されるほどの者ではないという自覚もあります。誰も私のことを見ていないし、まして私に注目などしていません。私はいつでも、他人の目や耳から開放された自由でいます。この自由でいるということは、非常に元気が湧いてきます。

他人の目や耳を意識すると、他人に縛られて自由が逃げていきます。ですから、自分というものは意識するが、自意識過剰になってはいけないと心得ています。自意識過剰は、緊張やあがりやストレスを生みます。淡々と自然体でいたいのです。

潔く

人間は間違いを犯すものです。私も当然、間違います。

そのときに「だって」「でも」と言い訳をしない。

まず「ゴメンナサイ」と言います。

言い訳することは、人間として見苦しい。

それだけならまだいいでしょうが、そのうえ、何の反省もしていません。間違う、約束に遅れる、断るなどは、すべて「ゴメンナサイ」です。そうすれば気持ちがいい。

それと、自分の言ったこと、やったことには、責任をもつ。言いっ放し、やりっ放しにはしないことです。最後まで責任をもつ。すると、責任を果たしたとき、なんともいえない元気が出てきます。

人にとってではなく、自分にとって後ろめたいことはしません。こういう心構えは、いつも心を洗濯しているようで気持ちのいいものです。

ワクワクする

私は、いつでもワクワクしていたい。そのためには、好奇心をもつ、挑戦する、惚れるように心がけています。

自分がワクワクできる関心があることは見落とさないように、好奇心のアンテナをしっかり張っています。何が自分をワクワクさせてくれるか、それを知る作業は面白い。そして、好奇心を発揮して、ワクワクを広げていきます。

何かに挑戦することも、ワクワクできます。失敗を恐れて何もしない人もいますが、たとえ失敗しても挑戦することは面白い。何かに挑戦するというだけで、心が奮い立ってきます。結果的に失敗しても、また挑戦すればいいだけの話です。失敗したからといって、失うものなど何もないはずです。

人にも仕事にも、惚れていたいものです。惚れていれば、自然とワクワクしてくるし、いくらでも力が湧いてきます。

元気でいようと思ったら、いつも惚れていればいいのです。

お元気体操 Ogenki Taisou	サッサトステップ SASSATO Step

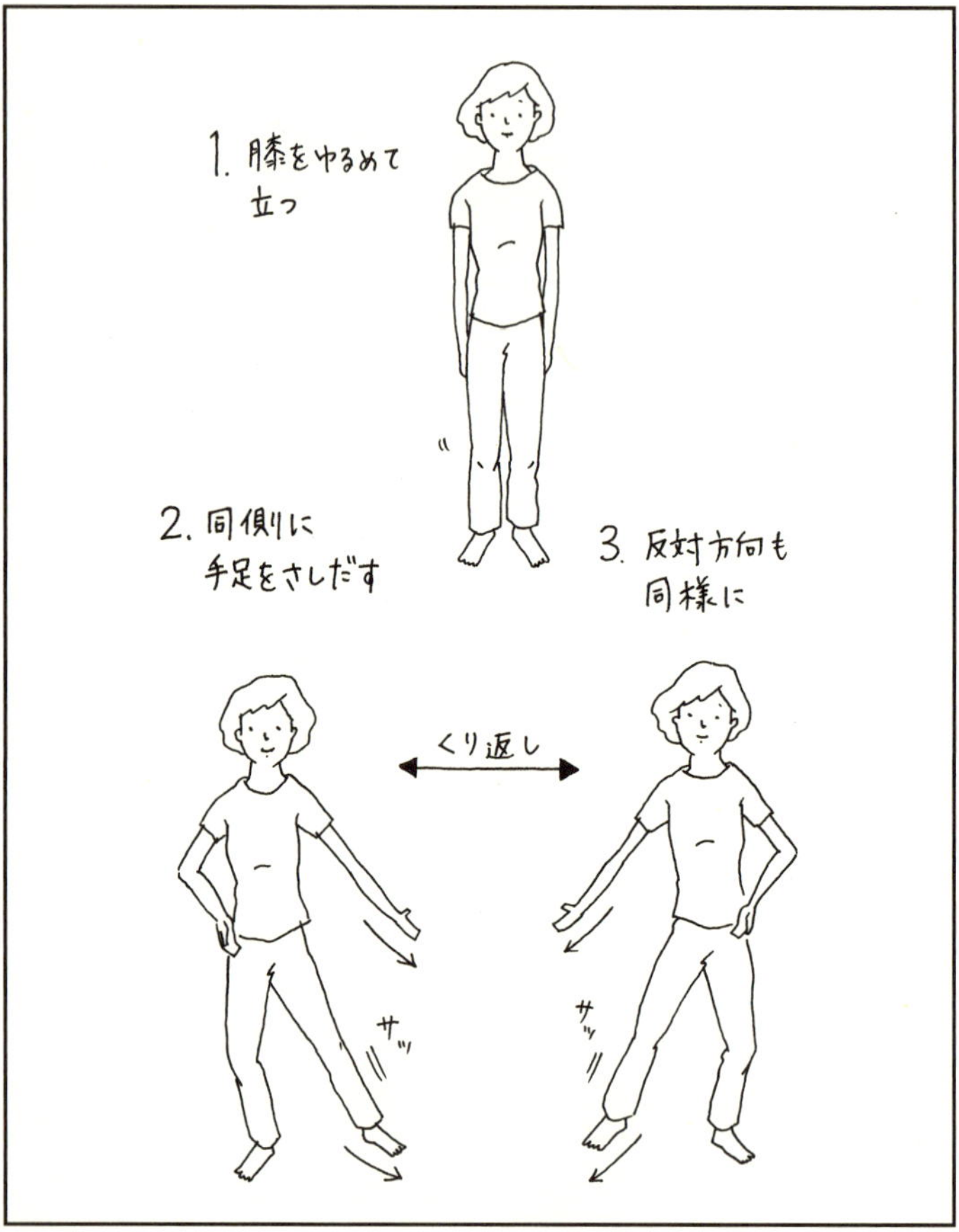

1. 膝をゆるめて
立つ
2. 同側に
手足をさしだす
3. 反対方向も
同様に
くり返し
サッ
サッ

効果 Effect

素早い身のこなし

動きのコツ Point

沈み込みながら軸足を交代させる
最初は滑りやすい床の上で
行うと脚への負担が減ります

あとがき

今回は、ナンバ式の元気生活です。

ナンバの動きは、着物を着て草履《ぞうり》や下駄《げた》を履いた生活様式をヒントに解明してきました。日本の伝統文化ともいえるナンバの動きから推察して、それを再現するのではなく、現代の動きにどう落としこめるか試みてきたのです。

そうすると、ナンバ式元気術も古《いにしえ》にヒントを求めるのは必然になります。それは、養生訓のようなものだけにかぎりません。古い時代の、心のもち方や、生活のなかでの言い伝え、風習や習慣などで参考になりそうなものを本書のなかで多く引用しました。

同時に、自分で実際に体験し、心と身体がどう反応するかということをたしかめるのもナンバです。

ナンバは、自分の感性と感覚を磨き、それを頼りに方向を決めていく術です。

昔に返れというのではなく、昔のことを知り、それをいまにどう活かすかという工夫です。

本書では、いろんなことを紹介しました。それは、「ああしろ」「こうしろ」ということではなく、すべてヒントです。興味があるヒントに行き当たったら、先入観を捨てて自分で実際に試してみて、自分の身体や心にあっているかどうかを見てください。

すべての先入観を捨てて、白紙の状態になって自分で試す、次に自分で判断する、そして取りいれる、続ける。これがナンバです。

自分の身体や心にあっている、気持ちよくできること、自然に続けられること、元気になっていくことだけを取りいれていけばいいのです。

みんなが同じ元気術をやるのではありません。本書は、それぞれが自分の元気生活を探し見つけるためのヒントを提示したものです。

元気さえあれば、いろんなことができるし、人生を楽しめる。

元気が一番です。

二〇〇八年六月

矢野龍彦
長谷川智

ナンバ式！元気生活の技術

惚れる！ p.23	いまやる！ p.28	考え方をシンプルにする P67	時間に縛られない p.112	何を食べれば元気になるかを知る p.124	「お元気カード」に、一週間の行動を記入する p.77
故郷に帰る p.151	寝る p.66	自分自身のお祭りをつくる p.160	太陽の光を浴びる p.146	嫌いな人やものを忘れる p.172	老廃物や不要なものは排出する p.167
汗をかこう！ p.184	ワクワクする p.214	自分の応援歌をもつ p.206	くだらない欲を排出する p.192	「しゃあない」と受けいれる p.210	達成の有無にかかわらず、目標をもつ p.198

毎日、楽しい元気生活！

参考文献

・トゥルク・トンドゥップ、永沢哲訳『心の治癒力』地湧社、二〇〇〇年
・ピエール・マイヨール、岡田好恵訳『ジャック・マイヨール、イルカと海へ還る』講談社、二〇〇三年
・林　博史『体内リズムの秘密』主婦と生活社、一九九八年
・アンドルー・ワイル、上野圭一訳『ナチュラル・メディスン』春秋社、一九九三年
・アレン・クライン、片山陽子訳『笑いの治癒力』創元社、一九九七年
・ジョゼフ・ヘラー、ウィリアム・A・ヘンキン、古池良太朗・杉秀美訳『ボディワイズ』春秋社、一九九六年
・スーザン・スミス・ジョーンズ、烏田恵訳『フィットネス・バイブル』日本教文社、一九九三年
・リン・ランバーグ、住友進訳『ボディリズム』日本能率協会マネジメントセンター、一九九七年
・ジョーン・ボリセンコ、伊藤博訳『からだに聞いてこころを調える』誠信書房、一九九六年
・大塚晃志郎『体はこうして癒される』サンマーク文庫、一九九九年
・小野博通『サーロインステーキ症候群』ちくま文庫、一九八六年
・高橋和巳『心地よさの発見』三五館、一九九三年
・ジェームズ・B・マース、井上昌次郎訳『快眠力』三笠書房、一九九九年
・志水彰『「笑い」の治癒力』PHP研究所、一九九八年

・井上昌次郎『ヒトはなぜ眠るのか』筑摩書房、一九九四年
・C・ノーマン・シーリー、キャロライン・M・ミス、石原佳代子訳『健康の創造』中央アート出版社、一九九五年
・ハーヴィー・ダイアモンド、マリリン・ダイアモンド、松田麻美子訳『ライフスタイル革命』キングベアー出版、一九九九年
・アレクサンダー・ローエン、村本詔司・国永史子訳『からだのスピリチュアリティ』春秋社、一九九四年
・美野田啓二『脳内リラクセーション』史輝出版、一九九六年
・ノーマン・カズンズ、上野圭一・片山陽子訳『ヘッドファースト』春秋社、一九九二年
・ダニエル・ゴールマン、上野圭一・小谷まさ代訳『心ひとつで人生は変えられる』徳間書店、二〇〇〇年
・鴨下一郎『こころとからだの悲鳴が聞こえる』TOTO出版、一九九三年
・田村康二『「時間医学」がつくる自然治癒力』泉書房、一九九七年
・エリコ・ロウ『アメリカ・インディアン　笑って生きる知恵』PHP文庫、二〇〇七年
・近藤裕『自分の心を癒す本』三笠書房、一九九八年
・北澤一利『「健康」の日本史』平凡社新書、二〇〇〇年
・藤田紘一郎『原始人健康学』新潮選書、一九九七年
・司馬遼太郎『司馬遼太郎全集』文藝春秋

矢野龍彦（やの・たつひこ）

1952年高知県生まれ。筑波大学大学院体育研究科修士課程（コーチ学専攻）修了。桐朋学園大学教授。心身技術研究所所長。公認陸上競技上級コーチ。「心身コントロール」「ナンバ歩き」「ゴルフ」「体育講義」などの授業を担当している。
著書に『癒しのジョギング』（ランナーズ）、『ナンバの心身対話術』（MCプレス）、共著に『ナンバ走り』『ナンバの身体論』（以上、光文社新書）、『ナンバ式快心術』（角川書店）、『仕事で遊ぶナンバ術』（ミシマ社）などがある。

長谷川智（はせがわ・さとし）

1957年新潟県生まれ。筑波大学大学院体育研究科修士課程（コーチ学専攻）修了。湧気行代表。心身技術研究所副所長。桐朋学園大学音楽学科非常勤講師。羽黒派古修験道二十度位。
共著に『ナンバ式骨体操』（光文社）、『ナンバの身体論』（光文社新書）、『ナンバ式快心術』（角川書店）、『仕事で遊ぶナンバ術』（ミシマ社）などがある。

心身技術研究所
ナンバの講習会を実施
http://www.nanba-walk.net/
問い合わせ：03－5468－0073

ナンバ式！元気生活
疲れをしらない生活術

二〇〇八年七月二十六日　初版第一刷発行

著者　矢野龍彦　長谷川智
発行者　三島邦弘
発行所　株式会社ミシマ社
郵便番号一五二－〇〇三五
東京都目黒区自由が丘二－六－一三
電話　〇三（三七二四）五六一六
FAX　〇三（三七二四）五六一八
e-mail hatena@mishimasha.com
URL http://www.mishimasha.com/
振替　〇〇一六〇－一－三七二九七六

印刷・製本　（株）シナノ
組版　（有）エヴリ・シンク

ISBN978-4-903908-07-6

好評既刊

仕事で遊ぶナンバ術　疲れをしらない働き方

矢野龍彦・長谷川智

古武術の知恵に宿る＜仕事の極意＞

「がんばらない」「数字に縛られない」「マニュアルに頼らない」・・・現代ビジネスパーソンの必読書。

ISBN978-4-903908-01-4　1500円

街場の中国論

内田 樹

反日デモも、文化大革命も、常識的に考えましょ。

予備知識なしで読み始めることができ、日中関係の見方がまるで変わる、なるほど！の10講義。

ISBN978-4-903908-00-7　1600円

アマチュア論。

勢古浩爾

自称「オレってプロ」にロクな奴はいない！

似非プロはびこる風潮に物申す！「ふつうの人」がまともに生きるための方法を真摯に考察した一冊。

ISBN978-4-903908-02-1　1600円

やる気！攻略本

自分と周りの「物語」を知り、モチベーションとうまくつきあう

金井壽宏

「働くすべての人」に贈る、愛と元気の実践書

やる気のメカニズムを理解して、「働く意欲」を自由自在にコントロール！毎日読みたい「やる気！語録」付。

ISBN978-4903908-04-5　1500円

（価格税別）